苏州医学 ·2022

心身专题研究

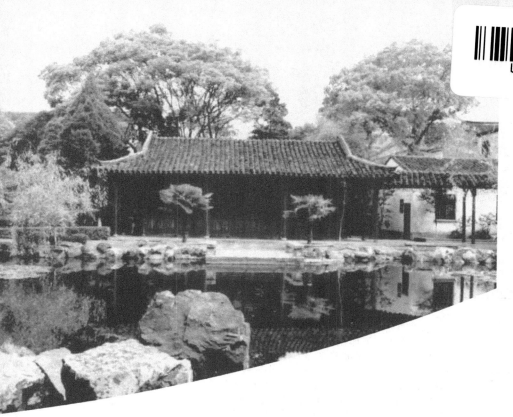

赵　中
杜向东　主编
石冬敏

苏州大学出版社
Soochow University Press

图书在版编目(CIP)数据

苏州医学.2022：心身专题研究／赵中，杜向东，石冬敏主编．－－苏州：苏州大学出版社，2023.7
ISBN 978-7-5672-4454-2

Ⅰ.①苏… Ⅱ.①赵… ②杜… ③石… Ⅲ.①医学－文集②心身医学－文集 Ⅳ.①R-53

中国国家版本馆 CIP 数据核字(2023)第 114952 号

苏州医学·2022：心身专题研究
SUZHOU YIXUE·2022:XINSHEN ZHUANTI YANJIU
主　编　赵　中　杜向东　石冬敏
责任编辑　赵晓嫕
助理编辑　王晓磊
装帧设计　吴　钰

苏州大学出版社出版发行
(地址：苏州市十梓街1号　邮编：215006)
广东虎彩云印刷有限公司印装
(地址：东莞市虎门镇黄村社区厚虎路20号C幢一楼　邮编：523898)

开本 889 mm×1 194 mm　1/16　印张 7.5　字数 222 千
2023 年 7 月第 1 版　2023 年 7 月第 1 次印刷
ISBN 978-7-5672-4454-2　定价：35.00 元

图书若有印装错误，本社负责调换
苏州大学出版社营销部　电话：0512-67481020
苏州大学出版社网址　http://www.SudaPress.com
苏州大学出版社邮箱　sdcbs@suda.edu.cn

REM反弹。这也提示OSAHS患者可能存在REM期占比减少的现象，REM期缺氧增加，机体会出现减少REM期占比来进行自我保护的现象；当缺氧不再出现时，会出现REM期占比增加的现象。② 第一个REM潜伏期延长和首夜效应存在相关性。大部分睡眠呼吸障碍患者无首夜效应或首夜效应微弱，但抑郁症患者会出现首夜效应，且与健康受试者相比，抑郁症患者的首夜效应仅表现出REM期睡眠改变。既往研究表明，抑郁症共病OSAHS患者呼吸事件的发生率更高，其最低血氧饱和度低于无OSAHS组，这主要与OSAHS导致的呼吸暂停、低通气和缺氧等因素有关。③ 本研究中，单纯抑郁症组患者多数在入院后1周内完成了PSG监测，没有完全控制抗抑郁药物的使用，而一些抗抑郁药物对REM期存在抑制作用，可能影响REM期睡眠占比。

本研究中，抑郁症组、共病组和OSAHS组与正常对照组相比，N_3期睡眠比例和REM期睡眠比例差异均有统计学意义，提示N_3期睡眠比例和REM期睡眠比例可能是抑郁症患者睡眠结构的特征性改变的结果，与Wichniak等研究结果一致。OSAHS引起的慢性间断性缺氧和觉醒会导致睡眠片段化，可能会加重抑郁症患者的认知损害和负性情绪，并影响抗抑郁治疗的效果。

综上所述，共病中重度OSAHS的抑郁症患者存在严重的睡眠进程和睡眠结构紊乱，同时伴有更频繁和更严重的呼吸相关事件。在临床工作中，对抑郁症患者，尤其是存在失眠症状的抑郁症患者，评估其是否共病OSAHS对指导临床治疗具有重要意义。PSG可以帮助判断抑郁症患者是否共病OSAHS，并进一步指导临床治疗，且有望成为评判抑郁症状改善的客观检查工具。本研究存在如下不足：样本量较小，横断面设计，四组被试在性别和年龄上存在差异，未采用其他自评或他评量表，在PSG监测前没有完全控制药物的使用。后续有待开展大样本、纵向、对照研究，进一步探索共病OSAHS的抑郁症患者的睡眠特点。

参考文献

[1] BAGLIONI C, NANOVSKA S, REGEN W, et al. Sleep and mental disorders: a meta-analysis of polysomnographic research[J]. Psychol Bull, 2016, 142(9): 969-990.

[2] REZAEITALAB F, MOHARRARI F, SABERI S, et al. The correlation of anxiety and depression with obstructive sleep apnea syndrome[J]. J Res Med Sci, 2014, 19(3): 205-210.

[3] STUBBS B, VANCAMPFORT D, VERONESE N, et al. The prevalence and predictors of obstructive sleep apnea in major depressive disorder, bipolar disorder and schizophrenia: a systematicreview and meta-analysis[J]. J Affect Disord, 2016, 197: 259-267.

[4] DUARTE R L M, MENDES B A, OLIVEIRA-E-Sá T S, et al. Perception of sleep duration in adult patients with suspected obstructive sleep apnea[J]. PLoS One, 2020, 15(8): 0238083.

[5] 张斌,李雪丽,刘武汉.抑郁症患者的睡眠结构特征分析[J].中国全科医学,2011,14(13):1486-1488.

[6] 陈锐,黄隽英,熊康平,等.阻塞性睡眠呼吸暂停低通气综合征患者的睡眠障碍[J].中华神经科杂志,2009,42(3):165-168.

[7] EDGAR A C, JOSEFINA H C, BRENDA G P, et al. Polysomnography-based diagnosis in Mexican adult patients with Obstructive Sleep Apnea Syndrome (OSAS) clinical suspicion[J]. Neuro Endocrinol Lett, 2017, 38(6): 449-454.

[8] 刘振静,郭乃爽,高安民.抑郁患者多导睡眠脑电图研究[J].四川精神卫生,2014,27(5):478-480.

[9] SLAUGHTER J R. Sleep and depression[J]. Mo Med, 2006, 103(5): 526-528.

[10] LISCOMBE M P, HOFFMANN R F, TRIVEDI M H, et al. Quantitative EEG amplitude across REM sleep periods in depression: preliminary report[J]. J Psychiatry Neurosci, 2002, 27(1): 40-46.

[11] 邢璐.抑郁症共病阻塞性睡眠呼吸暂停的相关筛查及睡眠结构分析[D].新乡:新乡医学院,2018.

[12] WELLS R D, FREEDLAND K E, CARNEY R M, et al. Adherence, reports of benefits, and depression among patients treated with continuous positive airway pressure[J]. Psychosom Med, 2007, 69(5): 449-454.

[13] 万好,李吉祝,高安民.抑郁症共病睡眠呼吸暂停患者睡眠结构特点及其影响因素[J].临床心身疾病杂志,2017,23(4):48-51.

[14] KOO B B, WIGGINS R, MOLINA C. REM rebound and CPAP compliance[J]. Sleep Med, 2012, 13(7): 864-868.

[15] 王鹏,李星晶,沈芳.不同睡眠分期相关OSAHS的睡眠结构紊乱程度分析[J].中国中西医结合耳鼻咽喉科杂志,2018,26(1):62-65.
[16] ROTENBERG V S,HADJEZ J,KIMHI R,et al. First night effect in depression:new data and a new approach[J]. Biol Psychiatry, 1997,42(4):267-274.

叶刚 李哲 著,潘雯 高士更 沈颖颖 刘颖 殷铭 刘果瑞 赵宇 沈建红 杜向东 审
（苏州大学附属广济医院 苏州市心理卫生中心 苏州市精神卫生中心 苏州市广济医院睡眠中心）
[基金项目：江苏省卫生计生委面上项目（编号：H2017069），苏州市精神疾病临床医学中心青年科教项目（编号：gjyy201705），苏州市姑苏卫生人才培养项目（编号：GSWS2019070），苏州市2017年度产业技术创新专项（民生科技-医疗卫生应用基础研究第二批编号：SYSD2017137），苏州市姑苏卫生人才计划（编号：GSWS2020097）]

盐酸舍曲林预防性治疗卒中后抑郁的多中心研究

卒中后抑郁（PSD）是缺血性卒中常见的并发症，缺血性卒中后3个月和1年PSD的累计发生率可分别达27.3%和41.8%。PSD影响患者的身体功能恢复和生活质量，给社会和家庭带来沉重的负担。有研究显示，预防性使用抗抑郁药物可能有益于急性缺血性卒中的预后，但这些研究多存在药物干预时间短、预后评估不完整等问题，影响了结论的可靠性和外延性。选择性5-羟色胺再摄取抑制剂（SSRIs）中的盐酸舍曲林是目前临床上常用抗抑郁药物，有研究结果证明其可能改善患者卒中后的抑郁症状，但因不同研究的入组标准不同，PSD的诊断标准不一致，因此异质性较大。本研究旨在多中心对急性缺血性卒中患者进行盐酸舍曲林早期干预，明确药物对PSD、认知功能、功能预后等方面的影响，为临床诊疗提供依据。

一、对象与方法

（一）研究对象

本研究为前瞻性、多中心随机对照研究，2016年2月—2017年8月连续入组苏州市6家三级医院［主导单位为南京医科大学附属苏州医院即苏州市立医院，其余分别为苏州大学附属第一医院、苏州大学附属第二医院、苏州大学附属常熟医院（常熟市第一人民医院）、南通大学附属吴江医院（吴江市第一人民医院）和苏州大学附属太仓医院（太仓市第一人民医院）］神经内科住院的首次急性缺血性卒中患者，入组患者根据数字表随机分为对照组、低剂量治疗组和高剂量治疗组。

纳入标准：① 年龄18~75岁；② 发病时间<72 h；③ 首次缺血性卒中，符合中华医学会第四次全国脑血管病学术会议修订的卒中诊断标准，并经头颅CT或MRI检查证实；④ 生命体征平稳、意识清醒，无语言障碍；⑤ 患者及其家属同意参与研究并签署知情同意书。

排除标准：① 意识障碍按格拉斯哥昏迷评分（Glasgow Coma Scale，GCS）<8分、认知障碍按简易智力状态检查量表（Mini-Mental State Examination，MMSE）<17分或合并其他系统严重疾病；② 有精神病史或家族史；③ 卒中发病前出现抑郁状态的患者；④ 入组前已经应用可能影响精神状态的药物。本研究通过苏州市立医院伦理委员会审批（伦理审查编号：KL901110）。

（二）治疗方法

所有入组患者均根据病情给予卒中规范化治疗，如抗血小板、抗凝、他汀类药物治疗，合并有血管危险因素的给予相应的治疗，如降压、调整血糖等治疗。入院3 d后治疗组加用盐酸舍曲林片（辉瑞制药有限公司；批准文号：国药准字H10980141；规格：每片50 mg），低剂量治疗组给予盐酸舍曲林片每日50 mg口服，高剂量治疗组给予盐酸舍曲林片每日100 mg口服，均持续治疗3个月。随访过程中诊断为PSD的患者均给予规范抗抑郁治疗，需要调整治疗方案的，按病情调整治疗方案，但分组不变。

（三）资料收集和量表评定

收集患者的年龄、性别、受教育年限、婚姻状况等一般资料，吸烟、饮酒等个人史。"吸烟"定义为累计吸烟大于100支；"饮酒"定义为男性饮用乙醇大于25 g/d，女性大于12.5 g/d，乙醇（g）=含酒精饮料量（mL）×0.8（酒精比重）×酒精含量（%）。统计高血压、糖尿病、冠心病等血管危险因素，入院时神经功能缺损程度采用美国国立卫生研究院卒中量表（National Institute of Health Stroke Scale，NIHSS）评定。

由各分中心经过量表培训的研究者负责随访和结局指标的采集。住院期间采用床旁随访，出院后为门诊随访，随访时间点分别为发病1个月、3个月、6个月和1年。每个随访点均对患者进行汉密尔顿抑郁量表（Hamilton Depression Scale，HAMD）、MMSE和MRI评定，并记录患者是否出现缺血性卒中复发。HAMD>7 分界定为存在抑郁症，MMSE<27 分为存在认知功能障碍。PSD 的诊断参照 2016 年《卒中后抑郁临床实践的中国专家共识》中的标准诊断，除了患者存在抑郁状态外，抑郁的出现与卒中具有时间先后顺序且可归因为卒中。缺血性卒中复发指患者出现新的卒中症状并经头颅 CT 或 MRI 诊断为缺血性卒中。

在基线及治疗后 90 d 进行安全性评估，本研究的安全性指标包括药物使用过程中出现的头晕、头痛、失眠或嗜睡、胃肠道副反应、口干等药物不良反应。比较 3 组患者入院时的基线资料，不同随访点 PSD 的发生率以及 HAMD、MMSE、mRS 的差异，比较 3 组 1 年缺血性卒中复发率。

（四）统计学方法

采用 SPSS 21.0 软件对数据进行统计分析，符合正态分布的计量资料采用 $\bar{x} \pm s$ 描述，3 组间比较采用单因素方差分析，组间整体差异有统计学意义时采用 LSD Duncan 多重比较进行两两比较；符合偏态分布的计量资料采用 M（$P_{25} \sim P_{75}$）描述，3 组间比较采用 Kruskal-Wallis 检验，进一步两两比较采用 Wilcoxon 秩和检验，用 Bonferroni 方法校正 P 值；计数资料采用频数和率（%）描述，组间比较采用卡方检验。

二、结果

（一）基线资料比较结果

研究共入组 444 例患者，每组各 148 例，研究期间失访和脱落共 40 例（9.0%），最终纳入统计分析的共 404 例，年龄为 34～80 岁，男性 256 例（63.4%），女性 148 例（36.6%），其中对照组 136 例，低剂量治疗组 140 例，高剂量治疗组 128 例。

3 组的年龄、性别、受教育年限、婚姻情况、吸烟史、饮酒史、高血压、糖尿病、冠心病，入院时 NIHSS、HAMD 和 MMSE 评分等基线指标差异均无统计学意义（表 1）。

表 1　3 组基线资料的比较

指标	对照组（136 例）	低剂量治疗组（140 例）	高剂量治疗组（128 例）	P 值
年龄/岁	64.3±10.3	59.7±9.9	63.8±11.6	0.149
女性/例（%）	52（38.2）	48（34.3）	48（37.5）	0.937
受教育年限/年	8（6～10）	9（7～11）	7（5～9）	0.312
（未婚/离婚/丧偶）/例（%）	8（5.8）	24（17.1）	24（18.8）	0.250
吸烟/例（%）	36（26.5）	60（42.9）	40（31.3）	0.334
饮酒/例（%）	24（17.6）	28（20.0）	16（12.5）	0.623
高血压/例（%）	92（67.6）	92（65.7）	96（75.0）	0.649
糖尿病/例（%）	40（29.4）	40（28.6）	44（34.4）	0.859
冠心病/例（%）	12（8.8）	16（11.4）	12（9.4）	0.930
NIHSS/分	3（2～5）	3（2～4）	3（2～4）	0.775
HAMD/分	3（2～5.5）	3（2～6）	3（2～5）	0.863
MMSE/分	25（20～25.3）	26（22～27）	25（23～27）	0.111

（二）3 组 PSD 发生率和抑郁程度比较结果

3 组发病 1 个月与 1 年 PSD 发生率差异无统计学意义；发病 3 个月 PSD 发生率 3 组间整体差异有统计学意义，进一步两两比较显示，低剂量治疗组（$P<0.001$）和高剂量治疗组（$P<0.001$）的 PSD 发生率均显著低于对照组，低剂量治疗组和高剂量治疗组间 PSD 发生率差异无统计学意义。发病 6 个月 PSD 发生率 3 组间整体差异也有统计学意义。进一步两两比较显示，低剂量治疗组（$P<0.001$）和高剂量治疗组（$P<0.001$）的 PSD 发生率均显著低于对照组，低剂量治疗组和高剂量治疗组间 PSD 发生率差异无统计学意义。

3 组发病 1 个月时的 HAMD 评分差异无统计学意义，发病 3 个月、6 个月和 1 年时 HAMD 评分的整体差异均有统计学意义。进一步两两比较显示，发病3个月时低剂量治疗组和高剂量治疗组的HAMD评分均显著低于对照组，P值分别为0.013和0.007；发病6个月时低剂量治疗组和高剂量治疗组HAMD评分均显著低于对照组，P值分别为0.049和0.029；发病1年时低剂量治疗组与高剂量治疗组的HAMD评分也均显著低于对照组，P值分别为0.001和0.001。各随访时间点低剂量治疗组与高剂量治疗组间HAMD评分差异无统计学意义（表2）。

表2 3组结局指标比较

指标		对照组（136例）	低剂量治疗组（140例）	高剂量治疗组（128例）	P值
卒中复发/例（%）		32（23.5）	20（14.3）	16（12.5）	0.430
PSD/例（%）	1个月	32（23.5）	16（11.4）	20（15.6）	0.680
	3个月	60（44.1）	32（22.9）	24（18.8）	0.048
	6个月	60（44.1）	8（5.7）	6（4.7）	0.001
	1个年	16（11.8）	8（5.7）	6（4.7）	0.627
HAMD/分	1个月	5.0（2.0~7.5）	3.0（2.0~5.0）	3.0（2.0~4.0）	0.488
	3个月	6.0（3.0~13.3）	3.0（2.0~8.0）	3.0（2.0~5.8）	0.013
	6个月	7.0（2.8~15.0）	4.0（2.0~8.0）	3.5（2.0~7.5）	0.049
	1年	4.5（2.0~10.0）	4.0（2.0~6.0）	2.0（1.0~2.8）	0.001
MMSE/分	1个月	24.3±3.2	25.6±3.1	25.1±3.0	0.239
	3个月	24.7±3.2	26.1±2.7	27.4±2.2	0.001
	6个月	25.7 2.7	27.0±2.5	27.9±2.2	0.001
	1年	26.4±2.6	27.8±2.0	28.6±1.9	0.001
mRS/分	1个月	2（1~2）	1（1~2）	2（1~2）	0.151
	3个月	2（1~2）	1（0~2）	1（1~2）	0.602
	6个月	1（1~2）	1（0~1）	1（0~1）	0.445
	1年	1（0~1）	1（0~1）	1（0~1）	0.387

（三）3组认知功能比较结果

发病1个月时，3组MMSE评分差异无统计学意义，发病3个月、6个月与1年时，3组整体MMSE差异有统计学意义。进一步两两比较显示，发病3个月时高剂量治疗组的MMSE评分显著高于对照组，P值为0.001，低剂量治疗组的MMSE评分与对照组比较未见明显差异，P值为0.397；发病6个月时低剂量治疗组和高剂量治疗组的MMSE评分均显著高于对照组，P值分别为0.029和0.001；发病1年时低剂量治疗组与高剂量治疗组的MMSE评分也均显著高于对照组，P值分别为0.015和0.001。各随访时间点低剂量治疗组与高剂量治疗组间差异无统计学意义（表2）。

（四）3组患者功能预后和卒中复发的比较结果

3组间各随访时间点mRS的差异均无统计学意义。对照组、低剂量治疗组和高剂量治疗组1年缺血性卒中复发率分别为23.5%、14.3%和12.5%，但差异无统计学意义。

（五）安全性评价

治疗中，对照组出现上腹部不适2例，腹泻5例，便秘4例，失眠3例，不良反应发生率为10.3%（14/136）；低剂量治疗组出现恶心呕吐3例，头晕嗜睡3例，口干3例，腹泻4例，便秘2例，不良反应发生率为10.7%（15/140）；高剂量治疗组出现恶心呕吐4例，头晕嗜睡5例，口干5例，腹泻3例，便秘2例，不良反应发生率为14.8%（19/128）。3组不良反应发生率差异无统计学意义。因不良反应轻微可耐受，未影响患者用药。

三、讨论

PSD发病的病理机制可能是脑内单胺类神经递质的代谢紊乱，5-羟色胺（5-hydroxytryptamine，

5-HT)、去甲肾上腺素与多巴胺分泌减少所致。抗抑郁药是临床治疗PSD的主要措施之一，早期、及时、足量、充分应用抗抑郁药是药物治疗的关键。SSRIs是临床常见的一类抗抑郁药，其作用机制是选择性抑制5-HT再摄取，提高突触间递质浓度，其抗胆碱能和心血管不良反应较少。PSD发生率虽然较高，但是否需要预防性应用抗抑郁药还一直存在争议，Chen等的荟萃分析显示，抗抑郁药可显著减少抑郁发生，尤其对于缺血性卒中患者，而Hankett等的荟萃分析提示，无证据显示抗抑郁药可预防PSD，并且药物的使用可能导致不良反应的发生。本研究通过多中心对急性缺血性卒中患者预防性使用每日50 mg或100 mg盐酸舍曲林的临床试验，探讨其对PSD的影响。结果显示，低剂量治疗组与高剂量治疗组发病3个月、6个月与1年时HAMD评分均显著低于对照组，发病3个月与6个月时PSD发生率显著低于对照组，说明盐酸舍曲林早期干预3个月能在一定程度降低抑郁程度与PSD的发生率。

目前，临床盐酸舍曲林最常用的剂量为每日50 mg。关于比较不同剂量盐酸舍曲林对PSD预防或治疗效果的研究较少，李丕武等给予PSD患者盐酸舍曲林第1周50 mg，每日1次，后每隔1周增加50 mg，最大剂量不超过每日200 mg，疗程2个月，结果发现其有效性、安全性与口服盐酸帕罗西汀片相当。本研究中各个随访时间点，高剂量治疗组的HAMD评分虽均低于低剂量治疗组，但组间差异未达统计学意义，提示可能每日50 mg与更高剂量盐酸舍曲林预防PSD的效果相当，但也可能是受限于本研究的样本量或其他原因导致的统计效力不够。

本研究中PSD发病3个月、6个月与1年时高剂量治疗组MMSE评分明显高于对照组，入院6个月与1年后低剂量治疗组MMSE评分明显高于对照组，表明盐酸舍曲林能够进一步改善认知功能，在入院3个月时高剂量盐酸舍曲林已经明显改善了患者的认知功能，而低剂量在应用3个月的时候尚未显示出改善认知功能的效果。万其容等对33例急性缺血性卒中患者使用50 mg/d盐酸舍曲林连续治疗12周，发现与未用药组相比，50 mg/d盐酸舍曲林能改善患者的认知功能，降低PSD的发生，与本研究结果相似。

此外，本研究还对患者的功能预后和1年卒中复发情况进行了统计分析。结果显示，对照组1年内卒中复发率稍高于低剂量治疗组与高剂量治疗组，但整体差异未达统计学意义，本研究未显示盐酸舍曲林能够预防卒中复发。3组1个月、3个月、6个月和1年随访时mRS的评分差异均无统计学意义，因此本研究的结果不支持盐酸舍曲林能改善急性缺血性卒中患者的功能预后。既往有研究显示，盐酸舍曲林预防性使用可改善急性缺血性卒中患者的功能预后，与本研究结果不一致，考虑可能为研究的入组标准不一、预后评估指标存在差异等有关。

本研究为多中心、前瞻性干预研究，在研究期间，如患者诊断为PSD，需要调整抗抑郁药时，药物调整的同时其分组不变，患者的结局数据仍被纳入统计分析，这种设计使得本研究结果更接近真实的情况。但是，抗抑郁药的调整也可能会对研究结果造成一定的偏倚，降低分析盐酸舍曲林效果的有效性。另外，本研究为方便后续药物调整，药物使用未采用盲法，也可能对结果造成偏倚。

参考文献

[1] ROBERT G R, RICARDO E J. Post-stroke depression: A Review[J]. Am J Psychiatry, 2016, 173 (3): 221-31.

[2] PAOLUCCI S. Advances in Antidepressants for Treating Post-Stroke Depression[J]. Expert Opin Pharmacother, 2017, 18 (10): 1011-1017.

[3] XU J H, JIANG P. Efficacy of escitalopram oxalate for patients with post-stroke depression[J]. Medicine, 2018, 97 (14): e0219.

[4] 徐东勋,伍雪英,何佳,等.早期文拉法辛治疗卒中后轻中度抑郁的疗效及不良反应观察[J].中国实用神经疾病杂志,2017, 20(04): 123-125.

[5] XIAOQIN D, GANG Y, ZHONGLIANG L, et al. Mechanisms of transcranial magnetic stimulation treating on post-stroke depression[J]. Frontiers in Human Neuroscience, 2018, 12: 215.

[6] FENG R, WANG P, GAO C, et al. Effect of sertraline in the treatment and prevention of post-stroke depression: A

meta-analysis[J]. Medicine, 2018, 97(49): 1-11.
[7] BAI Z F, WANG L Y. Efficacy of sertraline for post-stroke depression: A systematic review protocol of randomized controlled trial[J]. Medicine, 2019, 98(16): e15299.
[8] 全国第四次脑血管病会议.各类脑血管病诊断要点及脑卒中患者临床神经功能缺损程度评分标准(1995).中华神经科杂志,1996,29(6):379-383.
[9] 过伟峰,曹晓岚,盛蕾,等.抑郁症中西医结合诊疗专家共识[J].中国中西医结合杂志,2020,40(02):141-148.
[10] 周小炫,谢敏,陶静,等.简易智能精神状态检查量表的研究和应用[J].中国康复医学杂志,2016,31(06):694-696,706.

沈蓉　周华　著,赵中　审
[南京医科大学附属苏州医院（苏州市立医院）东区神经内科]

早期应用不同剂量舍曲林干预脑梗死患者卒中后抑郁效果观察

卒中后抑郁（PSD）是脑梗死后常见的并发症，对脑梗死患者的神经功能恢复及生活、工作影响重大。研究显示，脑梗死患病后最初3个月PSD的累计发生率是27.3%，1年内PSD的累计发生率为41.8%。合并PSD的卒中患者卒中的复发率和死亡率较非PSD卒中患者明显升高，研究表明PSD是卒中复发和死亡率增加的独立危险因素。选择性5-羟色胺再摄取抑制剂（SSRIs）是目前临床上PSD一线治疗药物，既往已有研究表明，预防性使用抗抑郁药可能对急性脑梗死预后有益，但少有涉及不同药物剂量对预后影响的差异。本研究通过对脑梗死患者进行不同剂量的SSRIs（舍曲林）早期干预，了解药物对PSD的影响，以期为临床治疗提供方向，建立规范性的诊疗体系，改善患者预后，提高患者生活质量。

一、资料与方法

（一）一般资料

选取2016年2—12月于南京医科大学附属苏州医院住院的急性脑梗死患者101例。采用随机数表法将患者分为3组，分别为对照组34例、低剂量干预组35例和高剂量干预组32例。

入组标准：① 首发的急性脑梗死（发病3 d内）；② 符合2014年《中国急性缺血性脑卒中诊治指南》，并完成头颅MRI检查；③ 年龄18~80周岁。

排除标准：① 意识障碍、严重失语、认知障碍、听力损害而影响正常交流者；② 既往有精神疾病史；③ 严重心、肺、肝、肾功能不全，恶性肿瘤患者；无法长期配合随访者。本研究已通过南京医科大学附属苏州医院医学伦理委员会的批准，并获得患者及其家属签署的知情同意书。

（二）方法

3组患者均给予卒中二级预防、改善循环及相应原发病的对症治疗。低剂量干预组加用舍曲林（生产厂家：辉瑞制药有限公司；国药准字H10980141；规格：50 mg）50 mg/d，疗程3个月。高剂量干预组加用舍曲林100 mg/d（起始剂量50 mg/d，2周内加量至100 mg/d），疗程3个月。对照组未给予舍曲林。

（三）观察指标

对3组患者在病程1个月、病程3个月时分别应用汉密尔顿抑郁量表（Hamilton Depression Scale，HAMD）-17项评估病情严重程度，并参照《美国精神障碍诊断与统计手册（第5版）》[Diagnostic and Statistical Manual of Mental Disorders (5th Edition), DSM-V] 判断患者有无发生抑郁。

（四）统计学方法

所有数据均采用SPSS 19.0统计软件进行统计学分析。计量资料以（$\bar{x}\pm s$）表示，多组间比较采用单因素方差分析，组间比较采用t检验，计数资料以n（%）表示，组间比较采用χ^2检验，$P<0.05$为差异有统计学意义。

二、结果

（一）入院时3组基本情况比较

3组患者间年龄、性别、既往病史（高血压、糖尿病、冠心病）、病灶部位、病灶侧、病灶体积、居住情况、婚姻情况、入院时HAMD评分、NIHSS评分的差异无统计学意义，见表1。

（二）病程1个月和3个月时3组间PSD发生率比较

病程1个月时，对照组、低剂量干预组与高剂量干预组的PSD发生率无统计学意义。病程3个月时，高剂量干预组的PSD发生率较对照组明显降低（$P<0.05$），见表2。

（三）病程1个月和3个月时3组间HAMD评分比较

病程1个月时，对照组、低剂量干预组与高剂量干预组的HAMD评分比较差异无统计学意义。病程3个月时，低剂量干预组和高剂量干预组的HAMD评分较对照组降低，差异具有统计学意义（$P<0.05$），见表3。

表1 入院时3组基本情况比较

项目		对照组	低剂量干预组	高剂量干预组	统计量	P值
年龄/岁		64.29±1.78	59.71±1.67	63.81±2.06	$F=1.937$	0.150
性别/例(%)	男	21(61.76)	23(65.71%)	20(62.50%)	$\chi^2=0.131$	0.937
	女	13(38.24)	12(34.29%)	12(37.50%)		
高血压/例(%)	有	23(67.65%)	23(65.71%)	24(75.00%)	$\chi^2=0.744$	0.689
	无	11(32.35%)	12(34.29%)	8(25.00%)		
糖尿病/例(%)	有	10(29.41%)	10(28.57%)	11(34.38%)	$\chi^2=0.304$	0.859
	无	24(70.59%)	25(71.43%)	21(65.62%)		
冠心病/例(%)	有	3(8.82%)	4(11.43%)	3(9.38%)	$\chi^2=0.146$	0.930
	无	31(91.18%)	31(88.57%)	29(90.62%)		
病灶部位/例(%)	前循环	23(67.65%)	23(65.71%)	23(71.88%)	$\chi^2=0.304$	0.859
	后循环	11(32.35%)	12(34.29%)	9(28.12%)		
病灶侧/例(%)	双侧	2(5.88%)	3(8.57%)	2(6.25%)	$\chi^2=4.074$	0.396
	左侧	22(64.71%)	15(42.86%)	20(62.50%)		
	右侧	10(29.41%)	17(48.57%)	10(31.25%)		
相对病灶体积		2.59±0.58	2.81±0.98	4.12±1.86	$F=0.449$	0.640
居住/例(%)	与子女同住	14(41.18%)	19(54.29%)	13(40.62%)	$\chi^2=1.652$	0.438
	独居/护理院	20(58.82%)	16(45.71%)	19(59.38%)		
婚姻/例(%)	未婚/离异/丧偶	2(5.88%)	6(17.14%)	6(18.75%)	$\chi^2=2.769$	0.250
	已婚	32(94.12%)	29(82.86%)	26(81.25%)		
入院时HAMD评分/分		4.24±0.62	4.11±0.52	3.72±0.50	$F=0.234$	0.792
入院时NIHSS评分/分		3.65±0.34	3.46±0.28	3.25±0.27	$F=0.438$	0.646

表2 病程1个月和3个月时3组间PSD发生率比较

组别	病程1个月	病程3个月
对照组/例(%)	7(20.59)	11(32.35)
干预A组/例(%)	6(17.14)	5(14.29)
干预B组/例(%)	5(15.63)	2(6.25)*
χ^2	0.294	8.127
P值	0.863	0.017

注：*表示对照组与干预B组比较$P<0.05$。

表3 病程1个月和3个月时3组间HAMD评分比较($\bar{x}\pm s$)

组别	例数	病程1个月	病程3个月
对照组	34	5.56±0.82	6.62±0.96
干预A组	35	4.69±0.72*	4.26±0.76
干预B组	32	4.22±0.70#	3.63±0.79&
F		0.814	3.476
P值		0.446	0.035*#

注：*表示对照组与干预A组比较有差异，#表示对照组与干预B组比较有差异，&表示干预A组与干预B组比较有差异。

三、讨论

PSD 的发病机制尚不完全明确。有研究认为，单胺神经递质途径的改变、炎性细胞因子的过量堆积、下丘脑-垂体-肾上腺轴的功能失调及神经可塑性的改变共同导致了 PSD 的发生。SSRIs 是一种选择性 5-羟色胺再摄取抑制剂，其机制是通过抑制 5-羟色胺突触前膜的再摄取功能，增加突触间隙的 5-羟色胺浓度来改善抑郁症状。已有多中心研究的证据表明，SSRIs 在 PSD 的治疗中起到了积极作用。《卒中后抑郁临床实践的中国专家共识》认为，基于经典抑郁最新的循证医学证据显示，舍曲林和艾司西酞普兰的疗效和安全性均优于其他 SSRIs 药物，且舍曲林在老年卒中患者中的配伍禁忌较少，故推荐为首选的 SSRIs 抗抑郁药。

PSD 一般出现在脑梗死后的急性期，而抗抑郁药起效比较滞后，易错过最佳神经康复时期。在脑梗死后的最初几周内，尽管躯体残疾有所改善，脑梗死后的情绪障碍的发生率仍逐步增加。因此，急性脑卒中后是否需要使用药物治疗预防 PSD 这一问题引起国内外学者的重视，目前意见未统一，同时预防作用是否与药物剂量相关尚无定论。

本研究显示，舍曲林干预 1 个月后对 PSD 发生率无明显影响，50 mg/d 干预 3 个月后同样未降低 PSD 发生率，但舍曲林 100 mg/d 干预 3 个月后可降低 PSD 发生率。因此，本研究认为舍曲林对 PSD 的预防作用与用药疗程及剂量有一定相关性。Rasmussen 等将非抑郁的急性缺血性卒中患者纳入舍曲林组或安慰剂组治疗。舍曲林开始每日剂量为 50 mg，根据临床需要增加剂量，直至最大剂量 150 mg/d。结果显示舍曲林与安慰剂相比具有显著的预防效果，共治疗 6 周，耐受性良好。舍曲林治疗组大约有 10% 发生抑郁症，而安慰剂组有 30% 发生抑郁症。Salter 等进行的汇总分析纳入的 8 项试验（$n=776$）提示药物治疗对于预防 PSD 可能有效。有研究表明，慢性 SSRIs 治疗可以部分地通过诱导生长因子来有效逆转 PSD。在这方面，慢性 SSRIs 治疗可能会触发神经可塑性，从而促进包括 PSD 在内的抑郁症的恢复。但也有一些研究得出相反结论。另外，Mortensen 等认为，SSRIs 的应用增加了不良事件的风险。

HAMD 量表是临床上常用的评估抑郁严重程度的量表，通常评分越高，病情越严重。本研究中病程 1 个月时，对照组、干预 A 组及干预 B 组的 HAMD 评分无显著差异。在病程 3 个月时，干预 A、干预 B 组的 HAMD 评分较对照组降低。该结果表明，舍曲林 50 mg/d 及 100 mg/d 早期干预急性脑梗死患者 3 个月后可降低抑郁严重程度。大多数抗抑郁药需要进行 3~4 周的疗程才能改善症状。本研究中舍曲林应用 3 个月时可降低抑郁严重程度可能与药物起效时间有关。然而，Feng 等认为，舍曲林与对照组相比具有潜在的保护作用，并且舍曲林是安全的。但是降低抑郁评分和改善日常生活能力方面值得探究。

综上所述，本研究认为，舍曲林早期干预急性脑梗死患者 3 个月后可改善其抑郁程度，较大剂量舍曲林干预 3 个月可降低 PSD 发生率。但本研究仍有不足之处，样本量偏小，排除了失语、严重认知功能损害及伴意识障碍等的患者，流行病学很可能会受影响。另外，反复的量表评估可能导致练习效果。因此，需要选择更有代表性的卒中患者样本来进一步研究，并且需要另外的研究来确定适宜的治疗时机和疗程。期待有 SSRIs 预防性治疗脑卒中的大样本临床随机对照研究，通过合理的随访方式，获得可靠的研究数据，促进 PSD 的系统性研究。

参考文献

[1] ZHANG T, WANG C, LIU L, et al. A prospective cohort study of the incidence and determinants of post-stroke depression among the mainland Chinese patients[J]. Neurol Res, 2010, 32(4): 347-352.

[2] ZHANG N, WANG C X, WANG A X, et al. Time course of depression and one-year prognosis of patients with stroke in mainland China[J]. CNS Neurosci Ther, 2012, 18(6): 475-481.

[3] RAZMARA A, VALLE N, MARKOVIC D, et al. Depression is associated with a higher risk of death among stroke survivors[J]. J Stroke Cerebrovasc Dis, 2017, 26(12): 2870-2879.

[4] VILLA R F, FERRARI F, MORETTI A. Post-stroke depression: Mechanisms and pharmacological treatment[J]. Pharmacol Ther, 2018, 184: 131-144.
[5] MEAD G E, HSIEH C F, LEE R, et al. Selective serotonin reuptake inhibitors for stroke recovery: a systematic review and meta-analysis[J]. Stroke 2013, 44(3): 844-850.
[6] 王少石, 周新雨, 朱春燕. 卒中后抑郁临床实践的中国专家共识[J]. 中国卒中杂志, 2016, (8): 685-693.

叶欢　周华　沈蓉　徐元　刘源　著，赵中　审
[苏州市第九人民医院神经内科，南京医科大学附属苏州医院（苏州市立医院）东区神经内科]

舍曲林单用与合并不同剂量丁螺环酮治疗抑郁症患者的对照研究

抑郁症是一种常见的、慢性复发性疾病。作为一线治疗抑郁症的 5-羟色胺再摄取抑制剂（SSRIs）类药物起效较慢，需要 2~3 周才能出现明显的抗抑郁作用。如何使抗抑郁治疗快速起效是目前热门的研究课题。而盐酸丁螺环酮作为新一代抗焦虑药物主要应用于焦虑症的治疗，与 SSRIs 联合使用能起增效作用。但是增效并不等于快速起效，如碳酸锂对 SSRIs 有明确的增效作用，但是却不能加快起效。那么丁螺环酮是否能辅助 SSRIs 快速起效？国外有研究证实，丁螺环酮（10~30 mg/d）联合氟西汀或西酞普兰对难治性抑郁症有加快起效的作用。但也有不一致的研究结果，如 Landen 等发现，相对于安慰剂，丁螺环酮联合 SSRIs 治疗难治性抑郁症，并未表现增效或加速抗抑郁的作用。国内关于丁螺环酮联合抗抑郁剂治疗的研究，多集中在丁螺环酮的增效作用，聚焦于快速起效的研究较少。此外，不同剂量的丁螺环酮辅助 SSRIs 快速起效的作用是否不同，也有待研究。故本研究希望能探索丁螺环酮的快速起效作用，以及不同治疗量的丁螺环酮对 SSRIs 的快速起效的影响。

一、对象和方法

（一）对象

对象来自 2014 年 9 月至 12 月苏州市广济医院临床心理科门诊或住院的抑郁症患者。被试需要符合 CCMD-3 抑郁发作（单次发作抑郁症或复发性抑郁症）诊断标准；年龄 18~65 岁，男女不限；17 项汉密尔顿抑郁量表（Hamilton Depression Scale-17，HAMD-17）评分≥14 分；须排除有躁狂病史者（包括躁狂发作者、混合发作或快速循环发作者）、继发于其他精神疾病或躯体疾病的抑郁发作者、有严重自杀倾向者（HAMD 第 3 项评分≥3 分）、妊娠或哺乳期妇女。入组前查血尿常规、肝功能、肾功能、心脑电图无器质性异常。最后共有 90 例被试进入研究。通过随机分组，分为对照组、低剂量组和高剂量组（每组 30 例），所有被试均完成研究，无一脱落。本研究得到苏州市广济医院医学伦理委员会的批准，所有被试签署知情同意书后方可进入本研究。

（二）方法

1. 临床试验

本研究是一项不同起始剂量、随机、开放、对照的临床试验，观察期为 6 周。符合条件的被试经 0~5 d 筛查及药物清洗，将被随机分为 3 组：对照组（单一舍曲林）、低剂量组（丁螺环酮 15 mg/d 联合舍曲林）、高剂量组（丁螺环酮 40 mg/d 联合舍曲林）。舍曲林选用辉瑞制药生产的 50 mg 每片规格，丁螺环酮选用徐州恩华药业生产的 5 mg 每片规格。在基线、治疗 1 周、治疗 2 周、治疗 4 周和治疗 6 周，所有被试均进行 HAMD-17、汉密尔顿焦虑量表（Hamilton Anxiety Scale，HAMA）、临床总体印象表（Clinical Global Impression Scale，CGI）等评估，以观察 3 组被试抑郁、焦虑症状改善的临床差异。

2. 服药方法

① 对照组以舍曲林 50 mg/d 作为起始剂量，在治疗第 3 d 增加到 100 mg/d，1 周后根据被试的具体情况增加剂量（100~200 mg/d）。② 低剂量组舍曲林的使用方法同对照组，丁螺环酮起始剂量及治疗剂量均为 15 mg/d。③ 高剂量组舍曲林的使用方法同对照组，丁螺环酮起始剂量为 30 mg/d，治疗第 4 d 时增加至 40 mg/d。治疗期间，不合并使用任何其他增效剂、心境稳定剂及其他抗抑郁剂，严重失眠者必要时可酌情使用苯二氮䓬类药物、唑吡坦、佐匹克隆等药物临时对症处理，连续用药不超过 7 d。治疗过程不进行对试验有影响的系统心理治疗，禁用电休克、经颅磁刺激、针灸、激光等治疗。

·论著·

3. 疗效评定

① 起效指标：参考 Machado 等作者的文献，本研究将抗抑郁剂快速起效（rapid onset of antidepressant action，ROAA）定义为治疗1周HAMD减分率≥20%。② 疗效指标：治疗第6周HAMD总分≤7分，HAMA总分≤6分为痊愈，减分率≥50%为有效，减分率在25%~50%之间为部分有效（进步），减分率<25%为无效。③ 安全性评价：在每次进行疗效评定的同时进行躯体状况检查、神经系统检查。在治疗前及第6周进行实验室检查（包括血常规、尿常规、肝功能、肾功能、血糖、血脂、心电图）。采用不良事件记录表对治疗过程中的不良反应及转归情况进行记录。

4. 统计学方法

采用SPSS 17.0软件，对于正态分布资料采用ANOVA的F检验做组间比较，重复测量数据采用重复测量方差分析，临床疗效构成比的统计采用χ^2检验。$P<0.05$为差异有统计学意义。

二、结果

（一）3组一般情况比较

90例患者中男性31例，女性59例；平均年龄（51.16±11.71）岁；治疗前HAMD总分为16~35分，平均为（27.03±4.73）分；治疗前HAMA总分为12~38分，平均为（24.29±6.49）分；临床大体印象量表总分为4~7分，平均分为（5.47±0.71）分。治疗前3组被试之间HAMD和HAMA评分差异无统计学意义（$P>0.05$）。治疗终点3组被试的舍曲林使用剂量差异无统计学意义（$P>0.05$）。3组基本情况见表1。

表1 3组患者人口统计学资料及HAMD、HAMA评分比较（$\bar{x}\pm s$）

组别	男/女	年龄/岁	病程/月	发作次数/次	基线HAMD	基线HAMA	舍曲林/(mg/d)
对照组	10/20	49.22±14.60	16.26±10.96	2.17±1.56	27.17±4.40	23.57±6.51	157.87±34.72
低剂量组	13/17	53.85±9.57	16.78±10.05	2.19±1.80	26.48±4.86	24.13±6.83	161.11±37.55
高剂量组	8/22	50.23±10.96	16.23±11.96	2.33±1.86	27.40±4.97	25.37±6.95	161.67±40.86
F值或χ^2值	1.87	1.13	0.02	0.07	0.23	0.66	0.136
P值	0.393	0.33	0.979	0.82	0.76	0.52	0.873

（二）HAMD、HAMA、CGI评分比较

以基线、治疗1周、治疗2周、治疗4周、治疗6周为观察点，将3组被试进行重复测量方差分析，HAMD总分的组间主效应差异无统计学意义（$P>0.05$），时间主效应差异有统计学意义（$P<0.01$），组别×时间交互效应差异有统计学意义（$P<0.05$）；HAMA总分的组间主效应差异无统计学意义（$P>0.05$），时间主效应差异有统计学意义（$P<0.01$），组别×时间交互效应差异有统计学意义（$P<0.05$），见表2。以基线和治疗6周为观察点，3组被试的CGI总分组间主效应、时间主效应和交互效应差异均无统计学意义（$P>0.05$）。

表2 3组间治疗前后HAMD、HAMA评分比较及重复测量方差分析

组别	n	基线	治疗1周	治疗2周	治疗4周	治疗6周	组间主效应	时间主效应	交互效应
HAMD									
对照组	30	27.17±4.80	23.57±5.64	17.47±5.14	12.43±3.74	7.09±3.97	1.22	779.46**	2.32*
低剂量组	30	26.47±5.06	22.03±5.28	15.63±5.47	10.63±3.75	6.07±3.21			
高剂量组	30	27.40±4.97	21.40±4.75*	15.13±5.19	9.93±5.03	6.03±3.21			

续表

组别	n	基线	治疗1周	治疗2周	治疗4周	治疗6周	F 组间主效应	F 时间主效应	F 交互效应
HAMA									
对照组	30	23.57±6.51	21.43±4.15	15.53±4.15	12.43±3.77	7.07±3.40	0.39	301.47**	2.47*
低剂量组	30	23.70±6.41	21.00±6.80	14.74±5.97	10.63±4.49	6.07±3.21			
高剂量组	30	25.37±6.95	22.90±6.01	15.13±5.19	9.93±5.03	6.03±3.21			

注：*表示 $P<0.05$；**表示 $P<0.01$。

3. 临床疗效比较

以 HAMD 为参考标准，在治疗第1周，3组被试在起效率上存在统计学差异（$\chi^2=6.67$，$P=0.036$），事后检验对照组与高剂量组差异存在统计学意义（$P<0.05$）。在治疗第6周，3组被试的痊愈率差异无统计学意义（$\chi^2=0.3$，$P>0.05$），见表3。

表3　3组被试 HAMD 在治疗1周末起效率及治疗6周痊愈率的比较

组别	例数	治疗1周起效情况/例（%）	治疗6周痊愈情况/例（%）
对照组	30	5（16.7）	19（63.3）
低剂量组	30	8（26.7）	21（70.0）
高剂量组	30	14（46.7）*	20（66.7）
χ^2		6.67	0.3

注：*表示与对照组相比，$P<0.05$。

（三）不良反应

共40例患者出现了不良反应。其中，对照组13例，包括口干5例、便秘4例、恶心4例；低剂量组14例，包括口干5例、便秘4例、恶心5例；高剂量组13例，包括口干2例、便秘7例、恶心4例。3组被试之间的不良反应发生率差异无统计学意义（$\chi^2=0.09$，$P>0.05$）。研究结束复查肝、肾功能和心电图，与入组时比较均未发现有临床意义的重大异常。多数不良反应没有经过特殊药物处理，随时间自行缓解。

三、讨论

本研究显示，丁螺环酮辅助 SSRIs 治疗抑郁症安全有效，能促进舍曲林快速起效，且与剂量相关。重复测量方差分析显示，无论是 HAMA 还是 HAMD 总分，组别×时间交互效应差异均有统计学意义（$P<0.05$）。高剂量组治疗1周就表现出明显优势，对抑郁症状的起效率明显优于对照组。但是，治疗第6周，3组之间的痊愈率差异并不显著（$P>0.05$）。本研究结果与国内外一些研究结果相似。如 Blier 等在比较氟伏沙明、丙咪嗪、丁螺环酮等药物后，证实了丁螺环酮具有快速起效的特点。朱毅平等人的研究结果显示，丁螺环酮 40 mg/d 组的疗效优于 20 mg/d 组，丁螺环酮联合帕罗西汀比单一使用帕罗西汀能够更有效地改善抑郁症状；治疗第8周3组之间差异无统计学意义（$P>0.05$）。

丁螺环酮能加速 SSRIs 起效的原因可能有以下三个方面：① 加快 5-HT_{1a} 自身受体脱敏。SSRIs 之所以起效缓慢，是因为抑制 5-HT 回收后，增加突触间隙 5-HT 浓度，激活细胞体上的 5-HT_{1a} 自身受体，产生负反馈效应，抑制背侧缝核 5-HT 神经元放电，并抑制 5-HT 释放；然后，处于超敏状态的 1a 受体逐步脱敏及 mRNA 表达下调，5-HT 神经元活动逐步恢复，抗抑郁作用逐步产生。而丁螺环酮作为 5-HT_{1a} 受体部分激动剂与突触前 5-HT_{1a} 受体结合，能够快速下调 5-HT_{1a} 自身受体的敏感性，起到快速增效的作用。并且，丁螺环酮可能参与影响了 5-HT_{1a} 自身受体合成下调的过程，进一步加速了 SSRIs 起效。② 丁螺环酮还具有突触前 D2/D3 受体拮抗作用，具有多巴胺效应，可促进抑郁症状的缓解。在小鼠动物模型中，丁螺环酮无论是单一使用还是联合氟西汀，都能够增加小鼠前额叶皮质的 DA 浓度，且呈现剂量依赖特征。③ SSRIs 短期服用后还会负反馈地抑制蓝斑 NE 神经元，造成无法快速起效。丁螺环酮的代谢产物 1-嘧啶基哌嗪（1-PP）为肾上腺素 $α_2$ 拮抗剂。实验表明，1-PP 对 5-HT_{1a} 受体有亲和力，表现为部分激动作用，更为重要的是，它使小鼠前额叶皮质 DA 和 NE 水平分别上升 90%和 190%，并且呈现剂量依赖特征。这可能是丁螺环酮加快 SSRIs 起效的另一个原因。

　　本研究中，高剂量丁螺环酮联合舍曲林的抗抑郁效果明显优于低剂量组及对照组，这可能和丁螺环酮的 DA、NA 效应的剂量依赖特征有关。有研究表明，大剂量（30mg/d 以上）丁螺环酮才表现出多巴胺拮抗的特性。这也给了临床治疗一些提示：联合 SSRIs 治疗时，使用高剂量丁螺环酮可能更为恰当。

参考文献

[1] CROSSLEY N A, BAUER M. Acceleration and Augmentation of Antidepressants With Lithium for Depressive Disorders [J]. Journal of Clinical Psychiatry, 2007, 68(6):935-940.
[2] APPELBERG B G, SYVÄLAHTI E K, KOSKINEN T E, et al. Patients with severe depression may benefit from buspirone augmentation of selective serotonin reuptake inhibitors: results from a placebo-controlled, randomized, double-blind, placebo wash-in study[J]. The Journal of clinical psychiatry, 2001, 62(6): 448-452.
[3] LANDEN M, BJÖRLING G, AGREN H, et al. A randomized, double-blind, placebo-controlled trial of buspirone in combination with an SSRI in patients with treatment-refractory depression[J]. The Journal of clinical psychiatry, 1998, 59(12): 664-668.
[4] MACHADO-VIEIRA R, BAUMANN J, WHEELER-CASTILLO C, et al. The timing of antidepressant effects: a comparison of diverse pharmacological and somatic treatments[J]. Pharmaceuticals, 2010, 3(1): 19-41.
[5] BLIER P, BERGERON R, MONTIGNY C. Selective activation of postsynaptic 5-HT_{1A} receptors induces rapid antidepressant response[J]. Neuropsychopharmacology, 1997, 16(5): 333-338.
[6] 朱毅平,耿松,郭萍,等.不同剂量丁螺环酮联合帕罗西汀治疗抑郁症增效作用的观察[J].中华脑科疾病与康复杂志,2014,2:1-8.

（付佳林　汤臻　朱峰　刘期春　伏天　赵林　著）
（苏州大学附属广济医院　苏州市心理卫生中心　苏州市精神卫生中心　苏州市广济医院临床心理科）

女性抑郁症患者焦虑症状与血清同型半胱氨酸及尿酸的关系研究

抑郁症是一种常见的精神障碍，2008年世界卫生组织将其所带来的疾病负担排在所有疾病的第三位，并预测至2030年，将上升至第一位。2019年最新公布的中国精神卫生调查发现，我国抑郁症的加权终生患病率为3.4%，加权12个月患病率为2.1%。抑郁症的发病存在性别差异，女性患病率约为男性的2倍，同时，临床表现和对抗抑郁剂的反应也与男性不同，提示女性抑郁症可能存在独特的病理机制。一方面，既往研究发现，血清同型半胱氨酸（homocysteine，Hcy）与抑郁症的发病有关，其水平与抑郁症的严重程度呈正相关。一项来自社区的大样本调查发现，Hcy水平的升高与男性抑郁症诊断呈正相关，与女性不相关甚至呈负相关。目前不同性别抑郁症患者Hcy水平的差异原因尚未明确，可能与抑郁症的异质性有关，仍需对具有不同临床特点的抑郁症患者进行深入研究。另一方面，尿酸（uric acid，UA）与抑郁症的关系也受到越来越多关注。有研究发现，抑郁症患者血清UA水平存在普遍降低现象，提示低UA血症可能与抑郁症的发病有关。一项普通人群的调查发现，高UA血症发病呈现出明显性别差异，男性高于女性，但关于不同性别抑郁症患者UA水平与其不同临床特征关系的研究较少。焦虑症状在抑郁症患者群体的发生率为40%~60%，女性发生率更高。本研究旨在探究女性抑郁症患者焦虑症状与血清Hcy、UA的关系，为进一步研究抑郁症发病性别差异的机制提供依据，报道如下。

一、资料与方法

（一）临床资料

选取2017年6月至2019年6月本院收治的54例患者为研究对象，纳入标准：① 女性；② 符合美国精神医学会制定的《精神障碍诊断与统计手册（第五版）》（*Diagnostic and Statistical Manual of Mental Disorders*（5th Edition），DSM-V）抑郁症诊断标准；③ 年龄18~50岁；④ 受教育年限≥6年；⑤ 无重大躯体疾病和其他精神障碍史，如急慢性感染性疾病及心、肝、肾、内分泌、免疫系统疾病和其他精神障碍史。

排除标准：① 妊娠期、哺乳期、绝经期女性；② 服用避孕药、类固醇激素及其他影响性激素的药物等。入组患者按照汉密尔顿焦虑量表（Hamilton Anxiety Scale，HAMA）是否存在焦虑特征（HAMA>14分），分为有焦虑特征的抑郁症组（$n=30$）与无焦虑特征的抑郁症组（$n=24$），两组年龄、受教育程度、体重指数（BMI）比较差异无统计学意义（$P>0.05$），具有可比性，见表1。所有患者均对本研究知情同意并自愿签署知情同意书。本研究已通过本院伦理委员会审核批准。

表1 两组临床资料比较（$\bar{x}\pm s$）

项目	有焦虑特征的抑郁症组（$n=30$）	无焦虑特征的抑郁症组（$n=24$）	t	P值
年龄/岁	42±12	41±11	0.20	0.85
受教育年限/年	10±3	10±4	-0.07	0.95
BMI	22.67±3.89	23.88±4.41	-1.08	0.29
HAMA	18.93±4.18	8.67±3.32	9.80	0.00
HAMD-17	23.07±6.90	14.21±6.95	4.67	0.00

（二）方法

1. 量表评估

采用HAMD-17评估患者抑郁症状的严重程度：≥24分为重度抑郁，17~23分为中度抑郁，7~16分为轻度抑郁，<7分为正常。该量表信、效度良好。采用HAMA评估焦虑症状的严重程度：≥29分为严重焦虑，21~28分为有明显焦虑，14~20分为有焦虑，7~13分为有焦虑倾向，<7分为无焦虑。该量表信、效度良好。

2. 血液学测定

在同一时段（7:00—8:00）空腹抽取患者静脉血5 mL，2 500 r/min离心10 min，取血清置-80 ℃冰箱保存。采用循环酶法测定Hcy水平，采用尿酸酶法测定UA水平。

3. 观察指标

比较两组患者Hcy、UA水平与抑郁、焦虑症状的偏相关分析。

4. 统计学方法

采用SPSS 22.0统计软件进行数据分析，计量资料以$\bar{x}\pm s$描述，两组间比较采用t检验，采用偏相关分析测定指标和量表得分的相关性，$P<0.05$为差异有统计学意义。

二、结果

（一）两组女性患者血清Hcy、UA水平比较

有焦虑特征的抑郁症组血清Hcy水平明显高于无焦虑特征的抑郁症组（$P<0.05$），UA水平比较差异无统计学意义，见表2。

表2　两组女性患者血清Hcy、UA水平比较（$\bar{x}\pm s$）

组别	Hcy/（μmol/L）	UA/（μmol/L）
有焦虑特征的抑郁症组（$n=30$）	9.96±3.39	271.96±83.47
无焦虑特征的抑郁症组（$n=24$）	8.37±2.23	282.36±83.06
t值	2.07	-0.46
P值	0.04	0.65

（二）Hcy、UA水平与抑郁及焦虑症状的偏相关分析

以年龄、BMI等因素为自变量发现，女性抑郁症患者血清Hcy、UA水平与抑郁及焦虑症状无相关性，见表3。

表3　Hcy、UA水平与抑郁及焦虑症状的偏相关分析（r）

指标	HAMA	HAMD-17
Hcy	0.24	0.22
UA	-0.05	0.05

三、讨论

女性抑郁症的发病率是男性的2倍，这一性别差异已被不同国家的研究所证实，同时，女性抑郁症患者更易出现焦虑、不典型及躯体化症状。有研究发现，其对SSRIs类和MAOI类药物的反应优于男性，而对三环类抗抑郁药的反应则相反。既往研究多从性激素、基因及环境等层面研究抑郁症性别差异的机制。近年来，有研究发现，Hcy和UA影响抑郁症的发生发展过程并存在性别差异，但研究结论存在争议。抑郁症是一种异质性疾病，不同患者的临床表现差异较大，目前关于不同临床特征的女性抑郁症患者Hcy和UA特点的研究较少。本研究结果显示，有焦虑特征的抑郁症组血清Hcy水平明显高于无焦虑特征的抑郁症组（$P<0.05$），两组UA水平比较差异

无统计学意义。以年龄、BMI等因素为自变量发现，女性抑郁症患者血清Hcy、UA水平与抑郁及焦虑症状无相关性。

Hcy是人体内一种含硫氨基酸，其水平升高可直接通过对中枢N-甲基-D-天门冬氨酸（NMDA）受体产生毒性作用，从而引起单胺递质代谢异常而加重抑郁症状；Hcy代谢异常也可能导致单胺神经递质的甲基供体S-腺苷甲硫氨酸合成下降，导致去甲肾上腺素等合成减少，从而影响抑郁的发生发展；同时，高Hcy也可能提示叶酸、B族维生素不足，两者为5-HT和NE合成的重要辅酶。Bottiglieri等发现，住院患者中52%的抑郁症患者血清Hcy水平高于正常健康人群；袁勇贵等发现，老年抑郁症患者血清Hcy水平高于正常对照组，但也有研究发现在控制混杂变量后，Hcy与抑郁症无相关性。进一步研究发现，血清Hcy水平在男性抑郁症中升高，而在女性抑郁症中则相反，原因尚不明确。有研究发现，广泛性焦虑障碍的患者血清Hcy水平升高，同时，其水平升高也会加重脑卒中后焦虑状态，与本研究结果一致。以年龄、BMI等因素为自变量的研究发现，女性抑郁症患者血清Hcy水平和抑郁、焦虑严重程度无显著相关性。这提示血清Hcy可能是女性抑郁症患者的一种非特异性指标，且对抑郁、焦虑的影响可能受多种因素干扰，也可能是本研究样本量较小所致，有待进一步深入研究。

UA是人体嘌呤代谢的产物，具有抗氧化性，能起到保护神经的作用。低UA水平时，个体抗氧化能力下降，与情绪密切相关的边缘系统易受损，相关神经递质分泌异常，可能导致抑郁的发生发展。Black等研究发现，未经抗抑郁药治疗的抑郁症患者血清UA水平显著低于正常对照人群，经急性期治疗后血清UA水平显著升高；孙畅等研究发现，UA下降会加重脑卒中后焦虑状态，而Catherine等研究发现急性期焦虑和抑郁症患者血清UA水平均下降，但缓解期则无显著改变；Tao等研究则发现青少年抑郁症患者血清UA升高，与本研究结论不一致，提示可能存在很多混杂因素影响了UA对抑郁、焦虑的影响，如患者的年龄、疾病的状态及特征等。

综上所述，女性抑郁症患者焦虑症状与血清Hcy、UA关系复杂，影响因素较多，其因果关系尚难以明确。本研究样本量较小，为横断面设计，未纳入男性及正常对照组，后续有待开展大样本、纵向、对照研究，进一步明确其关系。

参考文献

[1] HUANG YQ, WANG Y, WANG H, et al. Prevalence of mental disorders in China: a cross-sectional epidemiological study[J]. Lancet Psychiatry, 2019,6(3):211-224.

[2] MA L, XU Y, WANG G, et al. What do we know about sex differences in depression: A review of animal models and potential mechanisms[J]. Progress in Neuropsychopharmacology & Biological Psychiatry, 2019(89):48-56.

[3] KIM J M, STEWART R, KIM S W, et al. Predictive value of folate, vitamin B12 and homocysteine levels in late-life depression[J]. The British Journal of Psychiatry, 2008,192(4):268-274.

[4] NABI H, BOCHUD M, GLAUS J, et al. Association of serum homocysteine with major depressive disorder: Results from a large population-based study[J]. Psychoneuroendocrinology, 2013,38(10):2309-2318.

[5] WEN S, CHENG M, WANG H, et al. Serum uric acid levels and the clinical characteristics of depression[J]. Clinical Biochemistry, 2012,45(1-2):49-53.

[6] 岳明明.高尿酸血症发病机制的性别差异及性激素脂肪因子对其作用的研究[D].乌鲁木齐:新疆医科大学, 2012:2.

[7] THASE M E, WEISLER R H, MANNING R J, et al. Utilizing the DSM-5 Anxious Distress Specifier to Develop Treatment Strategies for Patients With Major Depressive Disorder[J]. The Journal of Clinical Psychiatry, 2017,78(9):1351-1362.

[8] RUBINOW D R, SCHMIDT P J. Sex differences and the neurobiology of affective disorders[J]. Neuropsychopharmacology, 2019,44(1):111-128.

[9] BOTTIGLIERI T, LAUNDY M, CRELLIN R, et al. Homocysteine, folate, methylation, and monoamine metabolism in depression[J]. J Neurol Neurosurg Psychiatry, 2000,69(2):228-232.

[10] 袁勇贵,李海林,吴瑞枝,等.血浆同型半胱氨酸水平及 N5,N10-亚甲四氢叶酸还原酶基因多态性与老年抑郁症的关联研究[J].四川精神卫生,1995,8(4):23-24.

叶刚 汤臻 李佳 刘期春 陈美玲 伏天 著,付佳林 审
(苏州大学附属广济医院 苏州市心理卫生中心 苏州市精神卫生中心 苏州市广济医院临床心理科)
[资助项目:苏州市"科教兴卫"青年科技项目(KJXW2016044),苏州市产业技术创新专项(SYSD2017137),苏州市精神疾病临床医学中心青年科教项目(gjyy201705)]

伴与不伴焦虑的女性抑郁症患者外周血性激素、皮质醇及 C-反应蛋白特征比较

抑郁症（depressive disorder）是一种以显著而持久的情感低落、兴趣减退、缺少愉悦体验为主要临床特征的精神疾病。最新调查发现我国抑郁症的加权终生患病率为 3.4%，加权 12 个月患病率为 2.1%。目前其发病机制仍不明确。抑郁症的发病存在性别差异，女性患病率是男性的 2 倍，提示女性抑郁症患者可能存在独特的发病机制，如性激素水平的异常。国内外研究均发现女性抑郁症患者的血清雌二醇（E_2）水平显著降低，且经抗抑郁治疗后 E_2 水平升高。下丘脑-垂体-性腺轴（HPG）与下丘脑-垂体-肾上腺轴（HPA）相互作用参与抑郁症的发生，雌激素可作用于下丘脑室旁核（PVN）促肾上腺皮质激素释放激素（CRH）神经元上的雌激素受体而影响皮质醇（COR）分泌，后者在抑郁症发病中扮演重要角色。炎性因子同样参与抑郁症的发生发展，其与患者皮质醇信号传导受阻有关。然而，抑郁症是一类异质性疾病，在抑郁核心症状的基础上常伴有不同临床特征，如焦虑是最常见的伴随症状之一，对疾病的严重程度、治疗反应和预后等均有明显影响。目前对于女性抑郁症患者生物学指标与其不同临床特征之间关系的研究仍显不足，其中关于伴与不伴焦虑的女性抑郁症患者性激素、COR、C-反应蛋白（CRP）特征的比较研究少见，本研究旨在对该问题进行探讨。

一、对象与方法

（一）对象

2017 年 6 月至 2019 年 6 月在苏州市广济医院住院的抑郁症患者。入组标准：女性；符合美国精神医学会制定的《精神障碍诊断与统计手册（第五版）》[*Diagnostic and Statistical Manual of Mental Disorders*（5th Edition），DSM-5]抑郁症诊断标准；年龄 18~55 岁；受教育年限≥6 年；无重大躯体疾病和其他精神障碍史，包括急慢性感染性疾病及心、肝、肾、内分泌、免疫系统疾病和其他精神障碍史；无明显影响性激素分泌的因素，如妊娠、哺乳、绝经期、服用避孕药、类固醇激素及其他影响性激素的药物等；自愿参加研究，能够签署知情同意书。排除标准：有重大躯体疾病和其他精神障碍史；有明显影响性激素分泌的因素。以汉密尔顿焦虑量表（Hamilton Anxiety Scale，HAMA）评分≥14 分为伴焦虑的抑郁症患者组，共入组 47 名被试；HAMA 评分<14 分为不伴焦虑的抑郁症患者组，共入组 31 名被试。

（二）方法

1. 量表评估

应用 HAMA 评估焦虑症状的严重程度。HAMA 总分>29 分，可能为严重焦虑；>21 分，为肯定有明显焦虑；>14 分，为肯定有焦虑；>7 分，为可能有焦虑；<7 分，为无焦虑症状。具有良好的信度和效度。

2. 性激素、COR、CRP 水平测定

在同一时间段（7:00—8:00）空腹抽取静脉血 5 mL，用离心机以 2 500 r/min 离心 10 min，取血清置-80 ℃冰箱保存，采用酶联免疫吸附法（ELISA）测定血清性激素、COR 水平，免疫透射比浊法测定 CRP 水平。

3. 统计处理

应用 SPSS 22.0 统计软件进行数据处理，计量资料以（$\bar{x}\pm s$）表示，成组比较采用 t 检验，$P<0.05$ 为差异有统计学意义。

二、结果

（一）两组被试人口统计学特征及焦虑水平比较

两组被试年龄、教育程度、BMI 差异均无统计学意义，伴焦虑的抑郁症组 HAMA 得分显著高于不伴焦虑的抑郁症组，见表1。

表1 两组被试人口统计学特征及焦虑水平比较（$\bar{x}\pm s$）

项目	伴焦虑症抑郁组（$n=47$）	不伴焦虑症抑郁组（$n=31$）	t值	P值
年龄/岁	41±11	40±13	0.31	0.76
教育程度/年	10±4	10±4	0.16	0.87
BMI	22.72±3.37	23.33±4.13	-0.72	0.47
HAMA	19.49±4.20*	8.87±3.17	11.9	0.00

注：BMI 为体重指数；HAMA 为汉密尔顿焦虑量表；* 表示 $P<0.01$。

（二）两组女性抑郁症患者性激素水平比较

伴焦虑症状的女性抑郁症患者与不伴焦虑症状的女性抑郁症患者相比，外周血 E_2 水平下降，催乳素（PRL）水平则升高，差异均有统计学意义（$P<0.05$）；黄体生成素（LH_2）、睾酮（TES）、卵泡生成素（FSH）等其他性激素水平差异无统计学意义（$P>0.05$）；CRP 和 COR 水平差异无统计学意义（$P>0.05$），见表2。

表2 两组女性抑郁症患者性激素、CRP、COR 水平比较（$\bar{x}\pm s$）

项目	伴焦虑的症抑郁组（$n=47$）	不伴焦虑的症抑郁组（$n=31$）	t值	P值
LH_2/(IU/L)	16.27±17.72	12.31±13.22	1.06	0.29
E_2/(pmol/L)	174.35±149.45*	275.00±212.19	-2.46	0.02
PRL/(mIU/L)	635.19±647.07*	369.67±297.03	2.14	0.04
TES/(pmol/L)	0.88±0.49	0.84±0.48	0.43	0.67
FSH/(IU/L)	44.55±51.07	30.52±38.03	1.31	0.20
CRP/(mg/L)	1.893.50	2.232.75	-0.42	0.68
COR/(nmol/L)	368.45152.85	352.86115.72	0.48	0.63

注：* 表示 $P<0.05$。

三、讨论

抑郁症在发病率、临床特征及治疗反应等方面均表现出性别差异。产生性别差异的原因可能和性激素、基因及环境有关。既往研究发现，女性抑郁症患者存在性激素紊乱表现，且临床和动物实验均发现雌激素替代治疗对抑郁症状具有预防和改善作用。然而，抑郁症是一种异质性很大的精神疾病，既往研究很少探讨不同临床特点的女性抑郁症患者性激素水平是否存在差异。本研究聚焦于伴/不伴焦虑症状，发现伴有焦虑症状的女性抑郁症患者的 E_2 水平显著低于不伴有焦虑症状者，PRL 水平则显著高于不伴有焦虑症状者。一方面，已有研究发现，性激素能够塑造大脑结构并对其敏感性产生影响，也可以对 5-羟色胺、去甲肾上腺素、多巴胺、乙酰胆碱、谷氨酸系统等多种神经递质产生影响，从而对抑郁症的发生、发展产生影响。另一方面，遗传学研究发现，雌激素受体（ER-a）基因多态性不仅与重度抑郁症相关，也与焦虑症有关。Z Prichard 等研究支持 ER-a 受体基因与焦虑患者的人格特征有关，围生期妇女焦虑症发病率更高和雌激素缺乏有关。PRL 能够影响多巴胺的活性并改变其受体敏感性，受到 5-羟色胺系统的调节，其水平过高可与抑郁、精力不足、焦虑等有关。研究结果支持上述结论。

大量研究发现，抑郁症患者存在 HPA 轴活动异常，导致 COR 等应激性激素的水平异常，直接损害了单胺神经通路，从而对抑郁症的发生发展造成影响。研究发现部分抑郁症患者COR水平升高，并与抑郁严重程度存在相关性，但并非所有抑郁症患者都存在COR水平的升高，其他情况可能提示和其不同临床特征有关。但本研究未发现伴/不伴焦虑症状的女性抑郁症患者存在COR水平的显著差异。既往关于焦虑症HPA轴活动的研究结论不一致，有研究发现广泛性焦虑症患者的COR水平升高，也有研究得出了相反的结论，而柯蕴倩等研究发现广泛性焦虑症患者外周血COR和唾液COR浓度与HAMA总分均没有显著性。COR功能和焦虑情绪直接存在双向关系，焦虑症状对女性抑郁症患者外周血COR水平的影响目前仍难以确定，有待进一步扩大样本量深入探索。

细胞因子等炎症介质在抑郁症的发生发展中同样具有重要作用。Wium-Andersen等在一项纳入73 131例个体的横断面研究中发现CRP水平升高可增加普通人群抑郁症的发病风险。炎症因子可导致皮质醇信号传导受阻，通过抑制炎症细胞因子水平可调节皮质醇水平，从而改善抑郁情绪。笔者既往关于广泛性焦虑症炎性机制的研究也发现其存在CRP等炎性指标异常。本研究未发现伴/不伴焦虑症状的女性抑郁症患者外周血CRP水平存在显著差异，其原因可能在于抑郁与免疫炎症的关系比焦虑与免疫炎症的关系更密切，从而掩盖了后者。

综上，本研究发现伴焦虑症状的女性抑郁症患者与不伴焦虑症状的女性抑郁症患者相比，外周血E_2水平显著下降，PRL水平则显著升高，其他性激素及COR、CRP等指标没有显著差异。但本研究仍然存在一些缺陷，如样本量较小，仅为横断面研究，只选取了CRP而没有其他炎性细胞因子，进一步研究应考虑采用前瞻性设计，增加样本量，同时探讨多种炎性指标等。

参考文献

[1] HATING R.KISCHEH,HARING R,et al. Prospective associations androgens and sex hormone-binding globulin with 12-month,lifetime and incident anxiety and depressive disorders in men and women from the general population[J].Journal of Affective Disorders,2019(245):905-911.

[2] 苑杰,严辞,刘昊,等.抑郁症与睾酮、雌二醇的研究进展[J].国际精神病学杂志,2015,42(3):125-127.

[3] 周江宁,闫雪波.抑郁症发病的下丘脑中枢驱动调节机制[J].中国科学技术大学学报,2008,38(8):968-977.

[4] 王西田,王淑红,张陕宁,等.检测炎性因子(1L-6、TNF-α)、皮质醇及5-羟色胺对临床评价抑郁症患者病情发展及预后的作用[J].国际精神病学杂志,2018,45(6):1032-1034.

[5] 汪向东,王希林,马弘.心理卫生评定量表手册(增订版)[M].北京:中国心理卫生杂志社,1999:253-256

叶刚　付佳林　刘期春　陈美玲　伏天　汤臻 著，李佳 审
（苏州大学附属广济医院　苏州市心理卫生中心　苏州市精神卫生中心　苏州市广济医院临床心理科）

[苏州市2015年度科技发展计划（编号：SYS201578）苏州市2017年度产业技术创新专项-民生科技-医疗卫生应用基础研究第二批项目（编号：SYSD2017137），苏州市精神疾病临床医学中心青年科教项目（编号：gjyy201705），苏州市精神疾病临床医学中心（编号：Szzx201509），精神病学重点学科（编号：Szxk201515）]

·论著·

首发广泛性焦虑障碍患者外周血炎性细胞因子与执行功能的相关性

广泛性焦虑障碍是一种常见的精神疾病,但其发病机制尚不清楚。越来越多的研究表明,炎性反应在抑郁症、精神分裂症等精神疾病的形成中具有作用,但关于焦虑障碍炎性细胞因子特点的研究并不多。Wohleb、Gadek-Michalska等研究发现白细胞介素和炎性趋化性因子在广泛性焦虑障碍的免疫调节反应中扮演着重要角色。近来大量研究提示,炎性细胞因子可影响认知功能,在学习、记忆功能中具有重要作用,如动物实验发现IL-6可以通过影响突触可塑性及神经发生影响认知功能。焦虑障碍患者的确经常主观感受到认知功能的下降,以往一些研究也发现其存在记忆力、注意力、执行力等认知功能的异常。

但焦虑障碍患者炎性细胞因子与认知功能是否存在关系尚不清楚,本研究尝试对首发广泛性焦虑患者的炎性细胞因子与记忆功能的相关性进行探索性研究。

一、对象与方法

(一) 对象

1. 广泛性焦虑障碍组

广泛性焦虑障碍组为2013年9月至2014年7月在苏州市广济医院门诊就诊及住院的首发广泛性焦虑障碍患者。入组标准:符合ICD-10广泛性焦虑障碍诊断标准,年龄为18~60岁,性别不限,受教育年限≥6年(初中及以上);右利手,非色盲;无重大躯体疾病和其他精神障碍史;能够签署知情同意书。共入组48名被试,其中男性20名,女性28名,平均年龄(39.2±6.4)岁,平均受教育年限(10.7±2.3)年。

2. 正常对照组

通过广告招募的年龄、性别相匹配的健康志愿者。入组标准:无精神疾病史;年龄为18~60岁;性别不限;受教育年限≥6年(初中及以上);右利手,非色盲;无重大躯体疾病史;能够签署知情同意书。共入组48名被试,其中男性22名,女性26名,平均年龄(37.5±5.2)岁,平均受教育年限(11.6±3.4)年。两组被试性别、年龄、受教育年限差异均无统计学意义($P>0.05$)。所有被试都对实验知情并签署知情同意书。

(二) 方法

1. 广泛性焦虑障碍量表(GAD-7)

GAD-7由Spitzer等编制,用于广泛性焦虑的筛查及症状严重度的评估,是患者健康问卷(patient health questionnaire,PHQ)的一个部分。中文版GAD-7的灵敏度为86.2%,特异度为95.5%,Kappa值为0.825,提示其具有较好的信度和效度。

2. 炎性细胞因子测定

在同一时间段(9:00~10:00)抽取静脉血10 mL。以2 500 r/min的转速离心15 min,将离心后的血清注入2个2 mL的标准冷冻试管,并在2 h内置于-80 ℃冰箱供分析。运用抗体夹心酶联免疫吸附法(ELISA)测定IL-1α、IL-6、IL-10。试剂盒由武汉博士德生物工程有限公司提供。操作方法均按说明书进行。

3. 执行功能测定

采用"剑桥神经心理自动化成套测试"软件(Cambridge Neuropsychological Test Automatic Battery,CANTAB)中的内外空间成套转换测验(Intra/Extradimensional Set Shift,IED)进行执行功能测定。IED具体过程如下:受试者开始看到两个有色图形,通过随意点击其中一个以知道哪个是正确的。受试者根据电脑的反馈做出正确判断,在连续正确点击6次以后,图形或规则会变换。这些变换是从初步的内部维度（有色图形是一个仅有的相关维度），然后到外部维度（白线变成仅有的相关维度）。受试者达到每个阶段规定的标准（连续6次正确选择），才能进入下一阶段。该测试主要评估受试者执行功能、规则学习及注意转换。

4. 统计学方法

采用 SPSS 12.0 统计软件进行数据处理。计量资料以均数±标准差（$\bar{x}\pm s$）表示，成组比较采用 t 检验，炎性细胞因子、执行功能测试之间的相关性采用 Pearson 相关分析法。$P<0.05$ 为差异有统计学意义。

二、结果

（一）广泛性焦虑障碍组和对照组焦虑得分、IL-1α、IL-6、IL-10 与执行功能比较

广泛性焦虑障碍组总体焦虑水平处于中重度。IED 测验中，广泛性焦虑障碍组总错误数、外维转换错误数、完成测试数大于对照组，差异有统计学意义（$P<0.05$），余指标差异无统计学意义（$P>0.05$）。广泛性焦虑障碍组外周血 IL-1α、IL-6 水平显著高于对照组（$P<0.01$），IL-10 水平差异无统计学意义（$P>0.05$）。见表1。

表1 广泛性焦虑障碍组和对照组焦虑得分、IL-1α、IL-6、IL-10 与执行功能比较（$\bar{x}\pm s$）

项目	焦虑障碍（$n=48$）	对照组（$n=48$）	t 值	P 值
GAD-7	15.75±3.12	2.85±2.00	23.83	0.000
IL-1α/(pg/mL)	70.34±3.60	16.94±3.42	74.50	0.000
IL-6/(pg/mL)	12.55±2.37	2.71±1.35	14.79	0.000
IL-10/(pg/mL)	3.48±1.84	3.71±1.83	-0.61	0.536
IED				
总错误数/个	45.90±42.56	24.15±2.58	3.33	0.001
外维转换前错误数/个	10.50±13.89	7.56±5.24	1.37	0.174
外维转换错误数/个	14.21±11.28	9.17±8.48	2.48	0.015
完成阶段数/个	8.42±1.37	8.63±0.87	-0.90	0.374
完成测试数/个	123.56±67.71	96.15±32.83	2.59	0.011

注：GAD-7，广泛性焦虑障碍量表；IL-1α，白细胞介素-1α；IL-6，白细胞介素-6；IL-10，白细胞介素-10；IED，内外空间成套转换测验。

（二）广泛性焦虑障碍组 IL-1α、IL-6、IL-10 与执行功能的相关性分析

广泛性焦虑障碍组被试在 IED 测验中外维转换错误数与外周血 IL-1α 水平呈显著正相关（$r=0.35$，$P<0.05$）；外维转换前错误数、外维转换错误数与外周血 IL-6 水平呈显著正相关（$r=0.50$、$r=0.74$，$P<0.01$）；余指标间无显著相关性（$P>0.05$）。见表2。

表2 广泛性焦虑障碍组 IL-1α、IL-6、IL-10 与执行功能的相关性分析（r）

IED	IL-1α	IL-6	IL-10
总错误数	0.09	0.05	-0.06
外维转换前错误数	0.27	0.50**	-0.15
外维转换错误数	0.35*	0.74**	-0.28
完成阶段数	0.02	-0.06	0.13
完成测试数	0.02	0.05	0.00

注：GAD-7，广泛性焦虑障碍量表；IL-1α，白细胞介素-1α；IL-6，白细胞介素-6；IL-10，白细胞介素-10；IED，内外空间成套转换测验；* 表示 $P<0.05$，** 表示 $P<0.01$。

三、讨论

本研究旨在探讨首发广泛性焦虑障碍患者外周血炎性细胞因子水平与记忆功能之间的相关性。我们的研究发现，首发广泛性焦虑障碍组患者存在免疫功能异常，其外周血CRP及IL-6水平都显著高于正常被试。这和以往一些关于焦虑障碍的研究结果类似，如Vogelzangs在一项大样本调查中发现焦虑障碍尤其是晚发的焦虑障碍患者存在包括CRP升高在内的免疫功能失调，O'Donovan A等发现焦虑障碍患者存在IL-6水平的显著升高。从神经免疫学的角度来看，应激是焦虑障碍产生的重要原因。各种应激可导致免疫激活，免疫激活产生的炎性因子，特别是细胞因子可以向大脑传递信号，引起神经化学、神经内分泌、神经可塑性及行为等各方面的改变。我们发现，广泛性焦虑障碍组被试在DMS测试的多个指标上的成绩都比正常被试差，提示其可能存在即时记忆和短时视觉记忆功能异常。既往一些研究也发现焦虑障碍患者存在认知功能异常，并且焦虑障碍急性期认知功能损害是多方面的，主要表现在注意力、执行力、学习、记忆和精神运动速度等方面。如Castaneda等研究发现，当前存在焦虑的患者存在视觉工作记忆异常；何彦霞等研究发现焦虑障碍患者短时记忆和长时记忆均有损害，提示其不仅记忆和再认方面存在困难，编码过程中也有问题。

近年来，许多学者认为炎症因子参与认知功能过程，如Yirmiya和Goshen等认为免疫反应对记忆和学习非常重要，尤其是炎症介质产物通过神经元超兴奋和刺激肾上腺皮质分泌激素，从而对记忆和神经元可塑性产生不良影响。本研究中，首发广泛性焦虑障碍患者外周血CRP、IL-6水平与DMS测验的多项指标存在相关性，具体表现在CRP、IL-6水平越高，其完成记忆任务的正确数越少，反应时间越长，即两者水平越高，其即时记忆和短时视觉记忆功能越差。IL-6是一种在机体防御、炎症反应、免疫反应等过程中起重要作用的多效细胞因子。已有多项研究表明IL-6可影响认知功能，高水平的血清IL-6可导致认知功能下降。其机制可能是通过影响突触可塑和神经发生从而进一步影响认知功能。CRP是一种由肝细胞合成和分泌的急性期反应蛋白，是炎性反应的重要标志物。既往研究发现，CRP与轻度认知功能障碍具有密切关系，CRP水平高者比CRP水平低者发生认知损害的风险更高。有些研究学者认为CRP在血管损伤中起直接作用，影响大脑神经回路，造成认知功能受损。

本研究初步发现，首发广泛性焦虑障碍患者存在炎性细胞因子及认知功能异常，其CRP、IL-6水平与即时记忆、短时视觉记忆功能之间存在相关性。但本研究仍然存在一些缺陷，如研究的样本量偏小，所选取的炎性细胞因子数目及认知功能测验数量较少，仅做了相关性分析而无法阐明其因果关系，进一步的研究应考虑采用前瞻性设计，扩大样本量，选取更多炎性细胞因子及能够反映不同认知功能的测验任务进行实验。

参考文献

[1] WOHLEB E S, POWELL N D, GODBOUT J P, et al. Stress-induced recruitment of bone marrow-derived monocytes to the brain promotes anxiety-like behavior[J]. The Journal of Neuroscience, 2013, 33(34): 13820-13833.

[2] GADEK-MICHALSKA A, TADEUSZ J, RACHWALSKA P, et al. Cytokines, prosta-glandins and nitric oxide in the regulation of stress-response systems[J]. Pharmacological Reports, 2013, 65(6): 1655-1662.

[3] 景光婵,张孟仁. 脑内炎性细胞因子与认知功能的关系[J]. 中国老年学杂志,2013,33(9):4658-4661.

[4] BALSCHUN D, WETZEL W, DEL REY A, et al. Interleukin-6: a cytokine to forget [J]. FASEB J, 2004, 18(14): 1788-1790.

[5] MONJE M L, TODA H, PALMER T D. Inflammatory blockade restores adult hippoeampal neurogenesis[J]. Science, 2003, 302(5651): 1760-1765.

[6] MORITZ S, KUELZ A K, JACOBSEN D, et al. Severity of subjective cognitive impairment in patients with obsessive-compulsive disorder and depression [J]. Anxiety Disord, 2006, 20(4): 427-443.

[7] MOON C M, YANG J C, JEONG G W. Explicit verbal memory impairments associated with brain functional deficits and morphological alterations in patients with generalized anxiety disorder[J]. Journal of Affective Disorders, 2015, 18(6):

328-336.

[8] 何筱衍,李春波,钱洁,等.广泛性焦虑量表在综合性医院的信度和效度研究[J].上海精神医学,2010,22(4):200-203.

[9] 崔立谦,陈壮飞,蒋莉君,等.剑桥神经心理自动化成套测试在偏执型精神分裂症与双相躁狂患者中的应用[J].中华行为医学与脑科学杂志,2011,20(5):424-427.

叶刚 汤臻 潘明志 朱峰 付佳林 伏天 刘期春 杨平 著
（苏州大学附属广济医院 苏州市心理卫生中心 苏州市精神卫生中心 苏州市广济医院临床心理科）

[基金项目：苏州市2014年度科技发展计划（SYSD2014132）]

首发广泛性焦虑障碍患者认知功能特点

认知功能缺陷被认为是多种精神障碍的核心特征之一,既往研究多集中在精神分裂症、双相障碍、抑郁症等较为严重的精神障碍,对于广泛性焦虑障碍(GAD)与认知功能缺陷之间关系的关注较少。广泛性焦虑障碍是一种常见的焦虑障碍,其存在一组与认知相关的临床症状,包括过度警觉、无法控制的担忧、对威胁及危险情景的过度敏感等,患者经常主观感受到认知功能的下降。国外一些研究者发现,广泛性焦虑障碍患者不仅存在情绪调节功能的异常,也存在包括内隐和外显记忆、注意、执行功能等认知功能的异常。其认知功能的异常与大脑形态学的改变有关,如 fMRI 研究报道 GAD 患者脑功能异常涉及的脑区主要有杏仁核、前额叶、前扣带回等,其中前额叶和认知功能密切相关。但目前关于广泛性焦虑障碍认知功能障碍的实证研究仍然比较少,其研究结果也不一致。在一项关于广泛性焦虑障碍患者认知功能障碍的小样本研究中并未发现其存在显著的认知缺陷,但这很可能与其样本量过小(仅 7 位被试)有关;Becker 等对广泛性焦虑障碍患者进行 Stroop 测验发现其存在执行功能异常;Castaneda 等研究发现具有较低的社会心理功能的焦虑障碍患者在连线测验、加利福尼亚言语学习测验、韦氏记忆测验等多项认知测验中表现更差。国内也有研究发现广泛性焦虑障碍患者存在注意功能障碍,且其执行控制网络受损比警觉网络更明显。上述研究从不同侧面对广泛性焦虑障碍的认知功能进行了初步探讨,但多仅从认知功能的某一方面着手,缺少同时对多个不同认知领域的探索,也缺少对不同焦虑特点的细化研究。本研究试图探讨首发广泛性焦虑障碍患者的不同认知功能特点。

一、对象与方法

(一)对象

广泛性焦虑障碍组:为 2013 年 9 月至 2014 年 7 月在苏州市广济医院门诊就诊及住院的首发广泛性焦虑障碍患者。入组标准:符合《疾病和有关健康问题的国际统计分类(第十次修订版)》广泛性焦虑障碍诊断标准;年龄为 18~60;性别不限;受教育年限≥6 年(初中及以上);右利手,非色盲;无重大躯体疾病和其他精神障碍史;能够签署知情同意书。共入组 48 名被试,其中男性 20 名,女性 28 名,平均年龄(39.2±6.4)岁;平均受教育年限(10.7±2.3)年。正常对照组:通过广告招募年龄、性别相匹配的健康志愿者。入组标准:无精神疾病史;年龄为 18~60 岁;性别不限;受教育年限≥6 年(初中及以上);右利手,非色盲;无重大躯体疾病史;能够签署知情同意书。共入组 48 名被试,其中男性 22 名,女性 26 名,平均年龄(37.5±5.2)岁,平均受教育年限(11.6±3.4)年。两组被试性别、年龄、受教育年限差异均无统计学意义(均 $P>0.05$)。所有被试都对实验知情并签署知情同意书。

(二)方法

1. 广泛性焦虑障碍量表(GAD-7)

由 Spitzer 等编制,用于广泛性焦虑的筛查及症状严重度的评估,是患者健康问卷(patien the alth questionnaire,PHQ)的一个部分。中文版 GAD-7 的灵敏度为 86.2%,特异度为 95.5%,Kappa 值为 0.825,提示其具有较好的信度和效度。

2. 状态-特质焦虑问卷(STAI)

STAI 是由 Spielberger 等人编制的自评量表,由状态焦虑量表(SAI)和特质焦虑量表(TAI)两部分组成,反映状态和特质焦虑的程度。中文版 STAI 状态焦虑的 Cronbach α 系数为 0.90,特质焦虑的 Cronbach α 系数为 0.73,两者相关系数为 0.59~0.75,再测信度状态焦虑 r 为 0.88,特质焦虑 r 为 0.90。

3. 认知功能测定

采用"剑桥神经心理自动化成套测试"软件（Cambridge Neuropsychological Test Automatic Battery，CANTAB）进行认知功能测定，它是一个计算机化、多数项目不受语言和文化影响的神经心理认知测试工具。根据文献报道的焦虑障碍的主要认知损害，并参考CANTAB指导手册，选择以下分测验评估注意、记忆、执行功能。

（1）动态筛查（motor screening test，MOT）是一个触屏使用能力的筛查测试，要求被试尽快点击屏幕上出现的闪动的"X"，若被试不能完成，表示被试可能无法完成成套测试。结果变量包括反应速度与点击精度。

（2）快速视觉信息处理（rapid visual information processing，RVP）在屏幕中央2~9的数字以每分钟出现100个数字的速度随机呈现在其中。要求被试从中找出一些序列（如2-4-6，3-5-7，4-6-8）并按键以记录。结果包括潜伏期、正确率及总错误数。该测试针对的是执行功能的注意保持部分，对顶叶和额叶功能障碍综合功能都敏感。

（3）延迟匹配（delayed matching to sample，DMS）在屏幕中央显示一个复杂的视觉图形（样本），在无延迟及随机延迟一段间隔时间（0 s，4 s，12 s）后，再给出4个被选图形。要求被试识别出与样本准确匹配的图形。测量正确选出图形的次数。该测试用以评估新获得非语言图案形状的被动选择知觉记忆，测量即时记忆和短时视觉记忆。

（4）大/小圆测试（big/little circle，BLC）被试为下述内外空间成套转换（IED）的筛查测试，通常在IED测试前进行。一开始通过尝试随机选择大圆或小圆，如选择正确则继续，直到规则改变，如错误则调整规则继续。该测试主要是一个注意相关测试，用于训练被试遵守一个简单的规则，并能够对其进行转换。

（5）内外空间成套转换（intra/extra dimensional set shift，IED），一开始被试看到两个有色图形，通过随意点击其中一个以知道哪个是正确的。根据电脑的反馈被试做出正确判断，在连续正确点击6次以后，图形或规则就会变换。这些转换是从初步的内部维度（有色图形是一个仅有的相关维度），然后到外部维度（白线变成仅有的相关维度）。被试达到每个阶段规定的标准（连续6次正确选择），才能进入下一阶段。该测试主要评估被试执行功能、规则学习及注意转换。

4. 统计方法

采用SPSS 12.0统计软件进行数据处理。计量资料以均数±标准差（$\bar{x} \pm s$）表示，成组比较采用t检验，量表得分与认知功能测试的相关性采用Pearson相关分析法。$P<0.05$为差异有统计学意义。

二、结果

（一）广泛性焦虑障碍组和对照组焦虑得分及认知功能水平比较

广泛性焦虑障碍组总体焦虑水平处于中重度，其状态焦虑与特质焦虑水平均高于正常对照组。MOT测验中，广泛性焦虑障碍组平均反应时长于对照组（$P<0.01$），而平均错误两者差异无统计学意义（$P>0.05$）；RVP测验中，广泛性焦虑障碍组正确率低于对照组（$P<0.01$），平均反应时长于对照组（$P<0.01$）；DMS测验中，广泛性焦虑障碍组总延迟、0 s延迟、4 s延迟、12 s延迟正确数均低于对照组，而其总延迟、无延迟、4 s延迟、12 s延迟平均反应时均长于对照组（$P<0.01$），余指标差异无统计学意义（$P>0.05$）；BLC测验中，广泛性焦虑障碍组正确率低于对照组（$P<0.01$），平均反应时长于对照组（$P<0.01$）；IED测验中，广泛性焦虑障碍组总错误数、外维转换错误数、完成测试数均大于对照组（$P<0.01$），余指标差异无统计学意义（$P>0.05$）。见表1。

表1 广泛性焦虑障碍组和对照组焦虑得分及认知功能水平比较（$\bar{x}\pm s$）

项目	广泛性焦虑障碍组（n=48）	对照组（n=48）	t值	P值
GAD-7	15.75±3.12	2.85±2.00	3.83	0.000
SAI	54.88±11.95	32.69±6.15	1.44	0.000
TAI	54.73±10.81	33.73±6.86	1.36	0.000
动态筛查（MOT）				
平均反应时/ms	992.74±272.08	794.85±145.85	0.44	0.000
平均错误/像素	24.06±4.70	22.17±6.20	0.69	0.095
快速视觉信息处理（RVP）				
正确率/%	62.89±15.56	76.77±15.54	4.38	0.000
平均反应时/ms	484.63±120.61	394.22±59.27	4.66	0.000
延迟匹配（DMS）				
总延迟正确数/个	32.81±3.00	36.25±2.36	−6.31	0.000
无延迟正确数/个	9.33±0.81	9.63±0.64	−1.96	0.053
0 s 延迟正确数/个	8.08±1.25	8.96±1.11	−3.62	0.000
4 s 延迟正确数/个	8.02±1.47	9.38±1.00	−5.36	0.000
12 s 延迟正确数/个	7.38±1.12	8.29±1.18	−3.89	0.000
总延迟反应时/ms	3744.38±1098.44	3076.10±732.58	3.51	0.001
无延迟反应时/ms	3077.20±845.64	2506.52±445.24	4.14	0.000
0 s 延迟反应时/ms	3303.05±1055.50	3113.07±987.72	0.91	0.365
4 s 延迟反应时/ms	3922.25±1200.78	3044.43±826.04	4.17	0.000
12 s 延迟反应时/ms	4683.80±1796.21	3660.0±1005.72	3.45	0.001
大/小圆测试（BLC）				
正确率/%	95.83±8.29	100.00±0.00	−3.48	0.001
平均反应时/ms	1386.83±1866.13	630.59±78.13	2.81	0.006
内外空间成套转换（IED）				
总错误数/个	45.90±42.56	24.15±2.58	3.33	0.001
外维转换前错误数/个	10.50±13.89	7.56±5.24	1.37	0.174
外维转换错误数/个	14.21±11.28	9.17±8.48	2.48	0.015
完成阶段数/个	8.42±1.37	8.63±0.87	−0.90	0.374
完成测试数/个	123.56±67.71	96.15±32.83	2.59	0.011

注：GAD-7，广泛性焦虑量表；SAI，状态焦虑量表；TAI，特质焦虑量表。

（二）广泛性焦虑障碍组总体焦虑、状态焦虑、特质焦虑与认知功能水平的相关分析

广泛性焦虑障碍组 MOT 平均反应时、DMS 总延迟、无延迟、4 s 延迟、12 s 延迟平均反应时、BLC 平均反应时、IED 外维转换错误数等与 GAD-7 得分呈显著正相关（$P<0.05$），RVP 正确率与 GAD-7 得分呈显著负相关（$P<0.05$）；MOT 平均反应时、DMS 总延迟、4 s 延迟、12 s 延迟平均反应时、BLC 平均反应时、IED 外维转换错误数等与 SAI 得分呈显著正相关（$P<0.05$），RVP 正确率与 SAI 得分呈显著负相关（$P<0.05$）；MOT 平均反应时、DMS 4 s 延迟、12 s 延迟平均反应时、IED 外维转换错误数等与 TAI 得分呈显著正相关（$P<0.05$）。见表2。

表2 广泛性焦虑障碍组总体焦虑、状态焦虑、特质焦虑与认知功能水平的相关分析（r）

认知测试	GAD-7	SAI	TAI
MOT 平均反应时	0.70**	0.68**	0.67**
MOT 平均错误	0.22	−0.11	−0.12
RVP 正确率	−0.14*	−0.30*	−0.27
RVP 平均反应时	−0.04	−0.12	−0.17
DMS 总延迟正确数	0.15	0.16	0.04

续表

认知测试	GAD-7	SAI	TAI
DMS 无延迟正确数	-0.04	-0.01	-0.04
DMS 0 s 延迟正确数	0.11	0.07	0.10
DMS 4 s 延迟正确数	0.24	0.15	-0.05
DMS 12 s 延迟正确数	-0.02	0.16	0.10
DMS 总延迟反应时	0.40**	0.30*	0.20
DMS 无延迟反应时	0.35**	0.22	0.15
DMS 0 s 延迟平均反应时	0.26	0.14	0.17
DMS 4 s 延迟平均反应时	0.71**	0.62**	0.48**
DMS 12 s 延迟平均反应时	0.46**	0.36**	0.30*
BLC 正确率	-0.04	0.05	0.15
BLC 平均反应时	0.51**	0.36*	0.26
IED 总错误数	0.06	0.01	-0.02
IED 外维转换前错误数	0.10	0.06	-0.12
IED 外维转换错误数	0.46**	0.40**	0.36*
IED 完成阶段数	0.06	0.06	0.09
IED 完成测试数	0.01	-0.01	-0.05

注：GAD-7，广泛性焦虑量表；SAI，状态焦虑量表；TAI，特质焦虑量表；MOT，动态筛查；RVP，快速视觉信息处理；DMS，延迟匹配；BLC，大/小圆测试；IED，内外空间成套转换。* 表示 $P<0.05$，** 表示 $P<0.01$。

三、讨论

既往关于广泛性焦虑障碍认知功能损害的研究结果存在一定分歧，其中很重要的一个原因在于测量工具的精确性和同一性。CANTAB 是一套被国内外研究者广泛使用的认知功能测定软件，具有独立于语言和文化的特点。本研究采用 CANTAB 探索首发广泛性焦虑障碍患者的认知功能特点。我们的研究结果发现首发广泛性焦虑障碍患者存在注意、记忆及执行功能等多项认知功能异常。

在筛查测验 MOT 中，广泛性焦虑障碍组被试虽然反应时显著长于对照组，但错误数两者无显著差异，说明两组被试都能够理解指导语并按要求进行操作，能够完成 CANTAB 软件的一系列认知测验。RVP 测验评估视觉保持记忆，需要依靠良好的注意集中和工作记忆能力，本研究中广泛性焦虑障碍组被试正确率显著低于对照组而平均反应时显著长于对照组，DMS 测验也是一项视觉工作记忆测试，本研究中广泛性焦虑障碍组被试无延迟、0 s 延迟、4 s 延迟、12 s 延迟、总延迟等各个指标上的正确数和（或）反应时成绩都显著差于对照组，此两项测试说明首发广泛性焦虑障碍患者存在注意集中和工作记忆能力异常，且其工作记忆在识记、保持和提取等各个方面都有受损。这和以往一些关于焦虑障碍认知功能研究的结果一致，如 Castaneda 等研究发现当前存在焦虑的患者存在视觉工作记忆异常；Beaudreau 等发现焦虑症状能够导致信息处理速度、注意转换和抑制等功能下降。BLC 是 IED 测验的筛选任务，一般在 IED 前测试。本研究中广泛性焦虑障碍组被试正确率为 95.83%，表明其能够完成该任务，但正确率和平均反应时都显著差于对照组，说明其学习规则的能力较差。IED 测验是类似于威斯康辛卡片分类测验（WCST）的一种设计，主要评估被试注意的维持及视觉辨别、转换和灵活性。外维转换错误数主要反映注意转换能力，表明在处理需要变化的任务时认知灵活性和执行控制问题。本研究中首发广泛性焦虑障碍患者总错误数、外维转换错误数、完成测试数显著大于对照组，提示其在处理变化任务时认知加工灵活性差，这和以往焦虑障碍研究的结果一致，Castaneda 在一篇有关焦虑抑郁障碍认知功能损害的综述中指出惊恐障碍、社交焦虑障碍、强迫症、创伤后应激障碍等患者都存在执行功能异常。IED 对额-纹状体区（ACC）功能障碍敏感，支持以往研究所认为的广泛性焦虑障碍患者 ACC 异常导致注意网络中执行控制能力的异常。

本研究发现首发广泛性焦虑障碍患者 RVP 正确率和其总体焦虑程度、状态焦虑水平呈显著负相关，提示注意集中和工作记忆能力的受损水平随焦虑程度的增加而增加；RVP 正确率和特质焦虑水平无显著相关性，与既往一些研究结果类似，如 Castaneda 等在一项关于社区年轻患者焦虑障碍的研究中发现特质焦虑并不能解释其认知功能的异常，Beaudreau 等认为特质焦虑与认知功能间并不存在线性关系，中等程度的特质焦虑水平反而能够促进认知控制。但在 DMS 和 IED 两项测验中，有数项指标和状态焦虑、特质焦虑同时存在显著相关性，只是与状态焦虑的相关系数更大。这可能是由于广泛性焦虑障碍患者往往存在一些不合理的认知和对自我的负性评价，在一定程度上会影响他们对自身性格特点的评价，容易夸大其自身的焦虑特质，使得特质焦虑的评分受到状态焦虑的影响，从而影响两者与认知功能相关性的分析，有待进一步研究。

本研究结果表明首发广泛性焦虑障碍患者存在多项的认知功能异常，并和焦虑程度呈正相关，但状态焦虑和特质焦虑水平和认知功能异常的相关性还有待进一步的研究。本研究仍然存在一些缺陷，如研究的样本量仍然偏小，对焦虑症状与认知功能仅能做相关性研究而非因果性研究，所选择的认知测验任务类型和数目较少而不能全面测量认知功能的各个领域等，进一步的研究应考虑采用前瞻性设计，在扩大样本量的同时进行更长时间的随访，设计更全面的认知任务，尝试对广泛性焦虑障碍与认知功能进行因果性研究，并对其治疗方案和机制进行深入探讨。

参考文献

[1] CASTANEDA A E, SUVISAARI J, MARTTUNEN M, et al. Cognitive functioning in a population-based sample of young adults with anxiety disorders[J]. European Psychiatry, 2011, 26(6): 346-353.

[2] MORITZ S, KUELZ A K, JACOBSEN D, et al. Severity of subjective cognitive impairment in patients with obsessive-compulsive disorder and depression[J]. Anxiety Disord, 2006, 20(4): 427-443.

[3] MOON CM, YANG JC, JEONG GW. Explicit verbal memory impairments associated with brain functional deficits and morphological alterations in patients with generalized anxiety disorder[J]. Journal of Affective Disorders, 2015, 186: 328-336.

[4] 陈静, 施慎逊, 汤伟军, 等. 广泛性焦虑障碍和惊恐障碍患者情绪 Stroop 任务功能磁共振研究[J]. 临床精神医学杂志, 2012, 22(6): 390-393.

[5] CASTANEDA A E, TUULIO-HENRIKSSON A, MARTTUNEN M, et al. A review on cognitive impairments in depressive and anxiety disorders with a focus on young adults[J]. Journal of Affective Disorders, 2008, 106(1-2): 1-27.

[6] 高莉玲. 广泛性焦虑及抑郁症之注意的神经心理学研究[D]. 合肥: 安徽医科大学, 2008: 1-45.

[7] 陶睿, 高莉玲, 王克永, 等. 强迫症和广泛性焦虑障碍患者注意网络功能比较[J]. 中华行为医学与脑科学杂志, 2014, 23(9): 786-789.

叶刚　李歆　潘明志　朱峰　付佳林　伏天　刘期春　高振勇　著，汤臻　审
[苏州大学附属广济医院（苏州市广济医院）临床心理科苏州市心理卫生中心　苏州大学]
[基金项目：苏州市 2014 年度科技发展计划（SYSD2014132）]

血府逐瘀方治疗气滞血瘀型稳定性心绞痛合并焦虑临床观察

随着经济的发展以及生活节奏的加快，我国心血管病的患病率持续上升，冠心病患者人数已超过1 000万，并且有年轻化的趋势。冠心病患者在接受规范的药物、早期快速的经皮冠状动脉介入治疗（percutaneous coronary intervention，PCI）及手术等治疗后，致残率和致死率已明显下降。但心绞痛的反复发作，对疾病的担忧以及经济、家庭负担等压力，使患者极易产生焦虑情绪，研究表明，焦虑等精神障碍与不良心血管事件有关。2020年1月至2021年6月，笔者采用血府逐瘀配方颗粒加减治疗气滞血瘀型稳定性心绞痛合并焦虑患者37例，报道如下。

一、资料与方法

（一）一般资料

选取就诊于南京中医药大学附属张家港市中医医院、诊断为冠心病稳定性心绞痛合并焦虑的患者共74例，分为两组，每组各37例。治疗组男20例，女17例；年龄平均（66.27±7.65）岁；冠心病病程平均（2.05±2.36）年。对照组男26例，女11例；年龄平均（64.57±10.01）岁；冠心病病程平均（1.90±2.41）年。两组患者的性别、年龄、冠心病病程、合并症、低密度脂蛋白胆固醇（LDL）、甘油三酯（TG）、血糖（GLU）等，差异均无统计学意义（$P>0.05$），具有可比性，见表1。

表1 患者临床资料比较

组别	性别/例（%）		年龄/岁	基础疾病/例（%）			冠心病病程/年	LDL/(mmol/L)	TG/(mmol/L)	GLU/(mmol/L)
	男	女		高血压	糖尿病	高脂血症				
对照组	26(70.30)	11(29.70)	64.5±10.01	22(59.50)	9(24.30)	13(35.10)	1.90±2.41	2.30±0.72	1.54±0.51	5.85±1.43
治疗组	20(54.10)	17(45.90)	66.27±7.65	29(78.40)	9(24.30)	16(43.20)	2.05±2.36	2.65±0.94	1.71±0.93	6.17±1.91

（二）诊断标准

1. 西医诊断标准

冠心病稳定性心绞痛诊断参照《稳定性冠心病诊断与治疗指南》，焦虑诊断参照《综合医院焦虑抑郁与躯体化症状诊断治疗的专家共识》。

2. 中医诊断标准

根据《中药新药临床研究指导原则》制定，符合心绞痛气滞血瘀证诊断标准。主症为胸部闷痛，次症为心悸、喘气、出汗、肩背部反射痛等症状，舌紫暗、并伴有瘀斑，脉弦或涩。患者主症+2项以上次症+舌、脉象即可诊断。

3. 纳入标准

①年龄为18～80岁；②符合冠心病稳定性心绞痛；③辨证为气滞血瘀证；④焦虑自评量表（SAS）评分≥50分且<70分；⑤依从性高，能配合治疗方案的实施。

4. 排除标准

①年龄<18岁或>80岁，或为妊娠期、哺乳期妇女；②重度焦虑或严重精神病患者；③活动性结核病或风湿免疫疾病患者；④射血分数（ejection fraction，EF）<35%；⑤法律规定的残疾患

者；⑥合并严重瓣膜疾病或心肌病；⑦合并严重肺疾病或呼吸衰竭患者；⑧肝肾功能不全，肝酶检测高于正常值3倍或合并肝硬化，男性血清肌酐>221 μmol/L，女性血清肌酐>177 μmol/L；⑨严重造血系统疾病、恶性肿瘤、脏器移植患者；⑩预期寿命小于3年。

（三）治疗方法

1. 对照组

给予西医基础治疗：阿司匹林肠溶片（拜耳医药保健有限公司，国药准字J20171021）100 mg，1片/晚，口服；阿托伐他汀钙片（辉瑞制药有限公司，国药准字H20171062）20 mg，1片/晚，口服；单硝酸异山梨酯分散片（鲁南贝特制药有限公司，国药准字H20052095）20 mg，1片/次，2次/日，口服。

2. 治疗组

在对照组的基础上，加用血府逐瘀配方颗粒，药用：生地黄、赤芍、当归、桃仁、牛膝、延胡索各10 g，川芎、桔梗各6 g，炒枳壳、柴胡、红花各12 g，白及粉9 g，炙甘草3 g；1剂/日，分2次冲服，疗程4周。

（四）观察指标

1. 中医证候积分

参照《中药新药临床研究指导原则》冠心病气滞血瘀证辨证要点，主症按轻、中、重分别计2、4、6分。统计两组患者治疗前后气滞血瘀证的胸闷、胸痛、心烦急躁主症的中医证候积分。

2. 心绞痛疗效评价

参照《冠心病心绞痛及心电图疗效评定标准》制定。显效：心绞痛症状消失或基本消失；有效：心绞痛明显减轻，症状明显缓解；无效：心绞痛症状与治疗前基本相同；加重：心绞痛较治疗前加重。总有效率=（显效例数+有效例数）/总病例数×100%。

3. 心电图疗效评价

参照《冠心病心绞痛及心电图疗效评定标准》制定。显效：治疗后的心电图结果正常或接近正常；有效：治疗后的心电图ST段上升超过0.05 mV，主要导联T波倒置变浅至少25%；无效：心电图未见任何改变。总有效率=（显效例数+有效例数）/总病例数×100%。

4. 焦虑状态评分

两组患者治疗前后分别进行SAS评分，按照中国常模结果，SAS标准分的分界值为50分，其中50~59分为轻度焦虑，60~69分为中度焦虑，分数越高，焦虑状态越严重。

5. 安全性评价

监测两组患者治疗前后的生命体征，血尿常规、肝肾功能，记录药物相关不良反应。

（五）统计学处理

采用SPSS 22.0统计分析软件，所涉及的统计检验均采用双侧检验，$P<0.05$为差异有统计学意义。计量资料的统计描述均采用（$\bar{x} \pm s$），符合正态分布且具有方差齐性的组间比较采用成组t检验，组内比较采用配对t检验，不符合t检验要求的采用非参数检验。计数资料采用频数（构成比）进行统计描述，并运用卡方检验进行统计分析。

二、结果

（一）中医证候积分及SAS评分比较

治疗前，两组各项中医证候积分及SAS评分无明显差异（$P>0.05$）；治疗后，两组各项中医证候积分均低于治疗前（$P<0.05$），治疗组较对照组降低明显（$P<0.05$）；对照组SAS评分较治疗前差异无统计学意义（$P>0.05$），治疗组较治疗前降低，差异具有统计学意义（$P<0.05$），治疗组与对照组比较，差异具有统计学意义（$P<0.05$），见表2。

表2 两组中医证候积分及SAS评分比较（$\bar{x}\pm s$）

组别	n	时间	胸闷	胸痛	心烦急躁	SAS评分
对照组	37	治疗前	3.84±1.19	4.22±1.40	4.00±1.33	58.05±5.65
		治疗后	2.81±1.29*	3.14±1.00*	2.65±1.16*	57.51±4.52
治疗组	37	治疗前	3.73±1.26	4.49±1.52	3.95±1.37	59.35±6.04
		治疗后	1.78±1.32*#	2.43±1.26*#	1.62±1.14*#	53.22±6.53*#

注：*表示与治疗前比较 $P<0.05$，#表示与对照组比较 $P<0.05$。

（二）心绞痛疗效比较

治疗后，对照组总有效率为73.00%（27/37），治疗组总有效率为91.90%（34/37），两组比较，治疗组总有效率高于对照组，差异具有统计学意义（$P<0.05$），见表3。

表3 两组心绞痛疗效比较

组别	n	显效	有效	无效	加重	总有效率/%
对照组	37	10	17	10	0	73.00
治疗组	37	16	18	3	0	91.90*

注：*表示与对照组比较 $\chi^2=4.573$，$P<0.05$。

（三）心电图疗效比较

治疗后，对照组总有效率56.80%（21/37），治疗组总有效率为78.40%（29/37），两组比较，治疗组总有效率高于对照组，差异具有统计学意义（$P<0.05$），见表4。

表4 两组心电图疗效比较

组别	n	显效	有效	无效	加重	总有效率/%
对照组	37	6	15	16	0	56.80
治疗组	37	11	18	8	0	78.40*

注：*表示与对照组比较 $\chi^2=3.947$，$P<0.05$。

（四）安全性评价

治疗期间，两组患者均未出现严重不良反应，生命体征、血尿常规、肝肾功能均未出现明显异常。

三、讨论

随着"双心医学"研究的不断深入，冠心病合并精神心理障碍越来越受到重视。报道显示，焦虑通过影响下丘脑-垂体-肾上腺轴，影响皮质醇功能，增强免疫炎症反应等多种途径，促进冠心病的发生发展。所以在治疗过程中，关注患者躯体疾病的同时，也更关注精神心理状态。

冠心病合并焦虑归属于中医胸痹、郁证范畴。病位均涉及心，具有密切的联系。中医理论主张整体观念和辨证论治，心主血脉与主神明在功能上相互统一，病理上相互影响，故"血脉之病"与"神明之病"交互为病，共同促成了冠心病的发生发展。现代中医认为，气机失调、气血失和是胸痹伴郁证的主要病机，治疗的重点在于疏利气机、调畅气血；而情志异常引起心系疾病的病机为气机不畅，气滞血瘀，不通则痛。故治疗上血脉之心与神明之心应视为一体，双心同治。以活血法治"血脉之心"，以理气法治"神明之心"。研究显示，气滞血瘀是冠心病合并焦虑证候类型中的核心病机，治疗以行气活血为法。

该研究选用血府逐瘀汤化裁经验方血府逐瘀配方颗粒治疗冠心病合并焦虑的气滞血瘀证患者，该配方颗粒所用药物在清代医家王清任所著的《医林改错》血府逐瘀汤的基础上，增加了延胡索与白及粉。延胡索，其归肝和脾经，性温，味辛、苦，功效活血化瘀、理气止痛。李时珍在《本草纲目》中记载："能行血中气滞，气中血滞，故专治一身上下诸痛。"研究表明，延胡索具有良好的镇痛效果。白及粉，旨在顾护胃气，得一分胃气，便得一分生机。并将剂型调整为配方颗粒，方便慢性病患者长期服用，提高依从性。方中桃仁破血行滞润燥，红花活血祛瘀止痛，共为君药。赤芍、川芎助君药活血祛瘀；牛膝祛瘀血，通血脉，引瘀血下行，共为臣药。生地黄、当归养血益阴，清热活血；桔梗合枳壳，一升一降，宽胸行气；柴胡疏肝解郁，与桔梗、枳壳同用，共奏理气行滞之效，使气行则血行，皆为佐药。桔梗又载药上行，兼为使药；甘草调和诸药。诸药相合，既能行血分瘀滞，又能解气分郁结，胸痹郁病兼顾，血脉之病、神明之病皆除。研究结果显示，血府逐瘀配方颗粒能改善患者中医证候，缓解患者焦虑情绪，且无明显不良反应。

该研究尚存在一定的局限性，需要进一步扩大样本量，扩展冠心病涉及的其他类型，探索血府逐瘀配方颗粒疗效的相关机制，为冠心病的双心医学中西医治疗模式提供更多的医学证据。

参考文献

[1] 胡盛寿.中国心血管健康与疾病报告2020概要[J].中国循环杂志，2021，36(6)：530.
[2] TIAN J, ZHANG L, YANG X, et al. The effect of Shexiang Tongxin Dropping Pills on coronary microvascular dysfunction (CMVD) among those with a mental disorder and non-obstructive coronary artery disease based on stress cardiac magnetic resonance images: A study protocol[J]. Medicine (Baltimore), 2020, 99(21): e20099.
[3] 王斌,李毅,韩雅玲.稳定性冠心病诊断与治疗指南[J].中华心血管病杂志，2018，46(9)：680-694.
[4] 汪凯,朱春燕,陈海波.综合医院焦虑、抑郁与躯体化症状诊断治疗的专家共识[J].中华神经科杂志，2016，49(12)：908-917.
[5] 中华人民共和国卫生部.中药新药临床研究指导原则[S].北京：中国医药科技出版社，2002：115-119.
[6] 中华医学会心血管病学分会.冠心病心绞痛及心电图疗效评定标准[J].人民军医，1974，17(5)：62.
[7] 刁雅静.冠心病合并焦虑抑郁的研究进展[J].中国中医药现代远程教育，2018，16(23)：157-159.
[8] 晁田田,张大武,孙敬辉,等.冠心病合并焦虑或抑郁状态中医证候及证素分布特点的现代文献研究[J].世界科学技术-中医药现代化，2020，22(5)：1405-1411.
[9] 姜黎,赵森,纪开一,等.延胡索咀嚼片质量标准研究[J].中国当代药学，2019，26(27)：44-50.

王雅君　潘茜　著，陈洁　审
（南京中医院大学附属张家港医院　张家港市中医医院）
[基金项目：张家港市科技计划项目（项目编号ZKS1822）]

心理疏导在集中医学观察点医护人员中的应用

新型冠状病毒肺炎（国家卫生健康委员会于 2022 年 12 月 26 日发布公告，将新型冠状病毒肺炎更名为新型冠状病毒感染），简称"新冠肺炎"，随着疫情的蔓延，已经成为全球关注的突发公共卫生事件。我国于 2020 年 1 月 20 日将新冠肺炎纳入乙类传染病并按甲类进行管理。当前，新冠肺炎疫情防控进入常态化阶段，各地区均设立新冠肺炎相关集中医学观察点。在医学观察点医护人员面临随时可能接触新冠肺炎感染者的心理压力，同时，工作中不仅要照料观察对象，还要做好检测、防护、消杀等。党中央、国务院高度重视心理健康服务，国务院、国家卫生健康委员会多次下发文件，要求对受新冠肺炎疫情影响的各类人群开展心理咨询与心理危机干预工作，并且下发《新冠肺炎疫情防控常态化下医务人员心理疏导工作方案》，将疫情防控一线医务人员心理疏导工作纳入常态化管理。围绕医学观察点医护人员心理问题进行研究，制订心理干预流程和方案，促进相互理解、沟通，进而消除心理障碍，促进身心健康，对一线医务人员非常重要。

心理疏导适用于很多职业岗位，对个体的情绪问题或发展困惑进行疏泄和引导，支持个体的自我调适和发展，可以提高个人的自我管理、人际关系。心理疏导是一种以人本主义心理学和认知心理学为基础理论，通过言语的沟通技巧进行"梳理、泄压、引导"，改变个体的自我认知，从而提高其行为能力和改善自我发展的心理疏泄和引导方法。常熟市辛庄人民医院在常熟市卫生健康委员会管理辖区内有 2 个集中医学观察点，并分派医护人员参加其他医学观察点工作。本研究问卷调查医学观察点参加工作的 46 例医护人员，评估心理状态，对出现的心理应激反应进行干预，使医护人员在工作中始终保持良好的精神状态。报告如下。

一、资料与方法

（一）一般资料

2021 年 1 月 1 日至 2022 年 4 月 30 日在新冠肺炎疫情相关医学集中观察点工作的 46 例医护人员，其中男 11 例，女 35 例；年龄 21~49 岁，平均年龄为（29.83±6.56）岁；工龄 2~30 年，平均工龄为（8.09±6.44）年；文化程度，大专 18 例，本科 28 例；未婚 15 例，已婚 31 例。纳入标准：在医学人员观察点工作 2 周以上；自愿参与本研究。排除标准：不能或不愿意参加本研究。

（二）方法

根据江苏省卫生健康委员会办公室下发的"江苏省新冠肺炎疫情防控常态化下医务人员心理疏导工作工具包"，对在医学观察点工作的一线医护人员进行心理评估，制订干预措施，具体内容如下。

1. 心理评估方法

参考新冠肺炎相关人群心理干预操作流程，采集信息，完善相关量表。采用患者健康问卷抑郁量表（Patient Health Questionnaire-9，PHQ-9）、广泛性焦虑障碍量表（Generalized Anxiety Disorder-7，GAD-7）、领悟社会支持量表（Perceived Social Support Scale，PSSS）、事件影响量表（Impact of Event Scale-Revised，IES-R）、匹茨堡睡眠质量指数量表（Pittsburgh Sleep Quality Index，PSQI）进行评分，评估心理状态。进行 2 次，分别为医学集中观察点工作前 1 d 与工作 30 d 后。

2. 心理干预技术

①接受心理健康知识宣教，了解常见的心理反应，包括情绪反应、躯体反应、认知反应、行为反应。②了解常用干预技术，情绪调节技术包括情绪暂停（STOP）技术，积累正向情绪、自我抚慰等；认知改变技术包括记录"美好时光"、积极暗示等；行为技术包括行为清单、室内运动等；

放松技术包括呼吸训练、渐进式肌肉放松训练、想象放松、肌肉伸展练习等；稳定化技术包括蝴蝶拍技术、安全岛技术等。③在工作中尝试相应干预技术进行自我干预，情绪反应可采用情绪调节技术、认知改变技术、放松技术、稳定化技术；焦虑反应可采用放松技术、稳定化技术；认知反应可采用认知改变技术、稳定化技术；行为反应可采用行为技术、放松技术、稳定化技术。④如果被评估为中重度反应，联系常熟市辛庄人民医院心理辅导团队协助进行心理辅导。

3. 常规工作管理

①改变不良认知。上岗前学习国家关于疫情政策性文件，加强对新冠肺炎知识的理解，做好自身的防护。②合理安排膳食，增强抵抗力：疫情期间，由市政府统一安排三餐饮食，工作餐高热能和高营养，正餐以水分少的食物为主，同时注重液体补充，合理补充膳食纤维和维生素。提供预防新冠肺炎中药饮，增强免疫力。③合理调配医学观察点人员数量，调整工作时间，保证休息时间，医学观察点医护人员工作强度较高，往往出现休息时间不稳定，睡眠障碍，从而导致情绪低落、学习记忆能力和免疫功能下降。通过增加工作人员数量，合理调配在岗时间，确保轮换休息，同时开展自我心理干预，能起到稳定情绪，保障工作效率的作用。

（三）观察指标

采用问卷量表自评方式，指导纳入观察的46例医护人员完成打分，并进行调查分析。①PHQ-9：0~4分没有抑郁，5~9分可能有轻度抑郁，10~14分可能有中度抑郁，15~19分可能有中重度抑郁症，20~27分可能有重度抑郁症。②GAD-7：0~4分没有；5~9分为轻度；10~14分为中度；15~21分为重度。③PSSS：总分在12~36分为低支持状态，总分在37~60分为中间支持状态，总分在61~84分为高支持状态。总分越高，说明个体的社会支持越高。④IES-R：计算回避量表+侵袭量表评分，0~8分为亚临床，9~25分为轻度，26~43分为中度，44分及以上为重度。⑤PSQI：0~5分为睡眠质量很好，6~10分为睡眠质量还行，11~15分为睡眠质量一般，16~21分为睡眠质量很差。

（四）统计学方法

采用SPSS 20.0统计软件处理数据，正态计量资料以均数±标准差（$\bar{x} \pm s$）表示，采用t检验，$P<0.05$差异具有统计学意义。

二、结果

（一）参加医学观察点工作前1 d，46例医护人员的心理状态

参加医学观察点工作前1 d，46例医护人员中50.00%（23/46）有抑郁症状，95.65%（44/46）有焦虑症状，86.96%（40/46）事件有影响，6.52%（3/46）领悟社会支持为低支持状态，17.39%（8/46）睡眠质量一般或很差。见表1。

表1 参加新冠肺炎相关医学集中观察点工作前医护人员心理状态［例（%）］

类型	无	轻度	中度	重度
抑郁	23（50.00）	20（43.48）	3（6.52）	0（0.00）
焦虑	2（4.35）	40（86.96）	4（8.70）	0（0.00）
事件影响	6（13.04）	39（84.78）	1（2.17）	0（0.00）

	低支持	中间支持	高支持
领悟社会支持状态	3（6.52）	36（78.26）	7（15.22）

	很好	还行	一般	很差
睡眠质量	16（34.78）	22（47.83）	6（13.04）	2（4.35）

注：$n=46$。

(二) 干预前后的 PHQ-9、GAD-7、PSSS、IES-R 和 PSQI 评分比较

对于 46 例医护人员进行有效的心理干预，结果显示干预后的 PHQ-9、GAD-7 和 IES-R 评分低于干预前（$P<0.001$），PSSS 评分高于干预前（$P<0.001$），PSQI 评分干预前后结果差异无统计学意义（$P>0.05$）。见表 2。

表 2 心理疏导干预前后 PHQ-9、GAD-7、PSSS、IES-R 和 PSQI 评分比较（$\bar{x}\pm s$）

时间	PHQ-9	GAD-7	PSSS	IES-R	PSQI
干预前	5.54±2.20	6.78±1.70	49.13±9.08	14.30±3.78	7.46±3.58
干预后	3.76±1.08	4.98±1.61	54.74±7.47	8.67±2.09	7.67±3.62
t 值	6.539	8.789	-8.258	12.549	-0.813
P 值	<0.001	<0.001	<0.001	<0.001	0.420

(三) 不同性别医护人员干预前后的 UCLA、SAS 和 SDS 评分比较

考虑到可能存在社会家庭的分工不同，对不同性别医护人员也进行了分析，结果显示干预后男女医护人员的 PHQ-9、GAD-7 和 IES-R 评分均低于干预前（$P<0.05$）；PSSS 评分高于干预前（$P<0.05$）；PSQI 评分干预前后结果差异无统计学意义（$P>0.05$），见表 3、4。

表 3 干预前后男性医护人员 PHQ-9、GAD-7、PSSS、IES-R 和 PSQI 评分比较（$\bar{x}\pm s$）

时间	n	PHQ-9	GAD-7	PSSS	IES-R	PSQI
干预前	11	4.45±1.63	6.64±1.63	54.36±9.19	13.64±3.96	6.27±2.61
干预后	11	3.18±0.60	5.27±1.79	59.64±8.04	8.00±2.00	5.91±2.59
t 值		2.609	3.321	-4.290	6.757	0.714
P 值		0.026	0.008	0.002	<0.001	0.492

表 4 干预前后女性医护人员 PHQ-9、GAD-7、PSSS、IES-R 和 PSQI 评分比较（$\bar{x}\pm s$）

时间	n	PHQ-9	GAD-7	PSSS	IES-R	PSQI
干预前	35	5.89±2.26	6.83±1.74	47.49±8.52	14.51±3.76	7.83±3.78
干预后	35	3.94±1.14	4.89±1.57	53.20±6.69	8.89±2.10	8.23±3.75
t 值		6.021	8.257	-7.026	10.527	-1.290
P 值		<0.001	<0.001	<0.001	<0.001	0.206

三、讨论

医护人员是疫情常态化防控的主要核心力量，承担较大的工作负荷，个人心理压力也较大。在新冠肺炎相关集中医学观察点，工作呈封闭状态，自由活动空间受到限制，无法直接接触亲朋好友，并且存在接触新冠肺炎感染患者的风险，往往存在一定程度的应激反应。本研究选取集中医学观察点医护人员作为研究对象，目的是探索相对简易而有效的心理健康评估流程和干预方法，检验其效果，并做推广。研究所涉及的评估问卷、干预技术和宣传资料均由江苏省卫生健康委组织省新冠肺炎疫情心理救援专家技术指导组编写，包括《医护人员心理评估问卷》《心理咨询与心理干预技术规范》《新冠肺炎心理知识科普读本》《医务人员心理防护视频》等相关资料。

本研究调查发现，医护人员在参加集中医学观察点工作之前，虽然经过相关培训，但是大部分表现有抑郁、焦虑状态，事件影响较为普遍。46 例医护人员中 50.00%（23/46）有抑郁症状，95.65%（44/46）有焦虑症状，86.96%（40/46）事件有影响。不过，大部分表现为轻度反应，中度反应已较少，并且没有中度以上反应。46 例医护人员中 6.52%（3/46）有可能有中度抑郁症状，8.70%（4/46）有中度焦虑症状，2.17%（1/46）事件有影响。具体原因分析如下：① 新冠肺炎疫

情下，医护人员日常工作负担加重，除了医疗服务工作外，还承担局部抗疫防控工作，高负荷下心理压力增加。②集中医学观察点工作开展前虽然经过培训，但对于初次参加此类工作的医护人员容易产生心理应激反应，主要是担心自身不能胜任工作，担心工作时间过长、工作压力过大，担心接触到新冠肺炎患者而自身被感染，担心封闭式环境影响自身健康等。③虽然在疫情常态化的防控中，相关宣传资料的普及，防护措施的有效性在实践中被证实，老百姓对新冠肺炎疫情的恐惧已经明显缓解，但是医护人员仍然面临家庭社会因素的影响而导致领悟社会支持状态下降。对于46例医护人员经过心理疏导干预后，不管男性还是女性，干预后的PHQ-9、GAD-7和IES-R评分均低于干预前，PSSS评分高于干预前（$P<0.05$），说明干预后抑郁、焦虑状态明显好转，事件影响也明显降低，同时领悟社会支持状态也有好转。但PSQI评分与干预前相差不大（$P>0.05$），说明尽管进行了心理疏导，睡眠质量没有好转，考虑主要与医学观察点环境不熟悉、封闭管理活动受限制、缺少和家人朋友直接的交流以及医护人员基础睡眠质量情况有关。

心理疏导作为一项岗位技能已经在很多领域开展，并取得了很好的效果，比如领导干部心理建设、大学生思想政治教育等。在医疗方面，心理疏导也涉及很多类患者，并取得了很好的效果，如慢性心力衰竭合并焦虑抑郁患者、晚期恶性肿瘤患者及家属等。本研究采用了江苏省卫生健康委员会办公室下发的"江苏省新冠肺炎疫情防控常态化下医务人员心理疏导工作工具包"中涉及的9个问卷量表中的5个，即PHQ-9、GAD-7、PSSS、IES-R、PSQI。通过"问卷星"等软件由观察点小组长协助完成打分，并且可以根据观察点实际情况制订心理评估和干预操作流程。在实际评估心理状态、学习疏导技能、开展自我疏导或辅助疏导过程中，需要使用宣传资料，同时联系医院固定心理疏导团队，开展进一步心理疏导，有效缓解医护人员不良的心理状态。这种方式可以推广到其他医学集中观察点或者其他领域开展。

当然，在实际开展心理评估和心理疏导工作中也面临着一些困难。常见的困难有：①心理干预开展需要疗程时间较长，依从性在缺乏监督的情况下容易出现降低，或者干预技术开展不规范使得干预效果降低。②医院心理疏导团队成立后，由于缺乏相关绩效考核的支撑，实际业务开展积极性不高。③心理疏导团队人员结构比较复杂，可能会涉及多家医疗机构，不能持之以恒地对治疗效果进行追踪和优化干预方案来提高效果。

参考文献

[1] 齐晶晶,刘腊梅,李文婷,等.临床护士面对新型冠状病毒肺炎的心理状况调查与分析[J].全科护理,2020,18(6):703-704.
[2] 中华人民共和国国家卫生健康委员会公告[J].中国卫生法制,2020,2:24.
[3] 王双丽.常态化疫情防控背景下加强领导干部心理建设与心理疏导的路径[J].领导科学论坛,2022(3):115-118.
[4] 曾庆亮,张浪.人文关怀和心理疏导：大学生思想政治教育新着力点[J].西华师范大学学报,2022(2):53-60.
[5] 李靖,杨承健,黄伟,等.心理疏导对慢性心力衰竭合并焦虑抑郁患者的影响[J].实用医学杂志,2013,29(5):828-830.
[6] 张英利,曾艳.临终关怀护理对晚期恶性肿瘤患者及家属的心理疏导效果探讨[J].中华肿瘤防治杂志,2020,27(A1):290-292.

沈耀亮　范佳　何晟　陆维　著，时亚军　审
（常熟市辛庄人民医院）

不同性别首发未用药精神分裂症患者血清VEGF水平与临床症状的相关性

精神分裂症是一种病因复杂的重型精神障碍，其阴性症状及认知损害治疗效果普遍欠佳，长期持续损害患者生活质量。近些年，较多学者发现精神分裂症病理机制可能存在性别差异，其中Dong等研究发现神经营养不足在不同性别精神分裂症病理机制中可能扮演不同角色。本课题组既往研究证实精神分裂症发病早期存在神经营养不足，新近研究发现精神分裂症很可能同时伴有血管异常。血管内皮生长因子（vascular endothelial growth factor，VEGF）是神经营养因子的重要代表之一，参与神经发生，神经元保护、再生、生长及轴突生长，亦可调节血管生成及舒缩，参与大脑血容量和血流量的调节。Lizano等研究发现VEGF的基因多态性可能影响精神障碍患者的海马旁体积及背外侧前额叶皮层，Pillai等进一步发现精神分裂症患者血清血管内皮生长因子（vascular endothelial growth factor，VEGF）水平与前额皮质体积有关，提示VEGF很可能参与精神分裂症的病理机制，但目前鲜有研究探讨不同性别首发精神分裂症患者VEGF水平与临床特征的关系。故本研究采用PANSS五因子法评估临床症状，分析不同性别精神分裂症患者VEGF水平与早期临床特征的关系，以期为了解精神分裂症神经病理机制提供更多依据。

一、对象与方法

（一）对象

入组患者为2016年1月至2019年10月到苏州市广济医院门诊就诊及住院的精神分裂症患者。

纳入标准：① 符合ICD-10精神分裂症的诊断标准；② 年龄为16~65岁，性别不限；③ 首次发病，入组前未服用过抗精神病药物；④ 阳性与阴性症状量表（positive and negative syndrome scale，PANSS）总分≥60分；⑤ 小学及以上文化，能配合检查，依从性好。

排除标准：① 入组患者使用SCID筛查，排除共病其他精神疾病；② 有内分泌、免疫或其他代谢障碍等系统性疾病的患者；③ 有癫痫、脑炎等神经系统疾病史者；④ 有药物或精神活性物质滥用史者；⑤ 有明显自杀、危害自身或他人风险者。

患者组共入组81例首发未服用抗精神病药物的精神分裂症患者。对照组为同期本院健康职工。入组标准：现患精神疾病，且无精神疾病病史及家族史。排除标准与患者组相同。对照组共招募64人。本研究获苏州市广济医院伦理委员会审核批准（批准文号：苏广伦审2016012），所有被试均签署知情同意书。患者组共入组81例，男性41例，女性40例。对照组共64人，男性40人，女性24人。患者组与对照组间性别、吸烟人数、年龄、体重指数、受教育年限差异无统计学意义（$P>0.05$）。见表1。

表1 患者组与对照组社会人口学与临床资料

项目	患者组（$n=81$）	对照组（$n=64$）	t/χ^2值	P值
性别（例，男/女）	41/40	40/24	2.047	0.152
吸烟人数[例（%）]	21（25.9）	22（34.4）	1.223	0.269
年龄（岁，$\bar{x}\pm s$）	2.85±9.15	34.55±11.81	0.974	0.332
体重指数（kg/m², $\bar{x}\pm s$）	22.41±3.47	22.98±2.88	1.056	0.293
教育年限（年，$\bar{x}\pm s$）	11.78±3.46	12.63±2.50	1.708	0.090
病程[月，M（Q1, Q3）]	9.00（2.00, 24.00）	—	—	—

（二）方法

1. 血清VEGF水平检测

入组患者组及对照组均于入组当日或次日8：00~10：00，至少空腹10 h，用K_2EDTA抗凝真空管取空腹肘静脉血约5 mL，室温4 h内离心（3 000×g，10 min，4 ℃），分离血浆-80 ℃保存。采用流式多重蛋白分析技术（cytometric bead array，CBA）检测外周血清VEGF水平。采用流式抗体公司BD的试剂盒Human Inflammatory Cytokine kit（BD，551811）进行检测。

2. PANSS评定

本研究使用阳性与阴性症状量表（Positive And Negative Syndrome Scale，PANSS）评定患者相关临床症状及精神分裂症患者病情严重程度。PANSS由阳性症状、阴性症状、一般精神病理症状3个分量表组成，共30条。PANSS评分中P1、P3、P5、G9项为阳性症状相关评分，N1、N2、N3、N4、N6、G7项为阴性症状相关评分，P2、N5、G11项为认知相关评分，P4、P7、G8、G14项为兴奋症状相关评分，G2、G3、G6项为抑郁情绪相关评分。在采血当日上午由2名精神科主治医师使用PANSS评估患者临床症状严重程度。在评估前，对评分员进行PANSS使用方法培训，2名独立评分员评估5例患者，各一致性检验组内相关系数（intraclass correlation coefficient，ICC）>0.8。

3. 统计学处理

采用SPSS 22.0统计分析。计数资料采用频数表示，性别和吸烟人数采用χ^2检验。计量资料符合正态分布数据采用$\bar{x}\pm s$表示，非正态分布数据采用M（Q1，Q3）描述，正态分布数据两组比较采用两独立样本t检验，非正态数据两组比较采用Mann-Whitney U检验，患者组、对照组不同性别VEGF水平比较采用非参数检验Kruskal-Wallis检验。患者组VEGF水平与临床变量关系采用Pearson相关分析，患者组不同性别VEGF水平与临床变量关系采用将受教育年限及吸烟情况作为控制变量Spearman相关分析。以$P<0.05$为差异有统计学意义。

二、结果

（一）患者组与对照组血清VEGF水平比较

患者组和对照组血清VEGF采用Mann-Whitney U秩和检验，结果显示，患者组VEGF水平[148.08（75.89，208.61）pg/mL]与对照组[179.94（99.14，318.41）pg/mL]相比，差异有统计学意义（$Z=-2.20$，$P=0.028$）。

（二）患者组血清VEGF水平和PANSS评分及相关分析

PANSS总分为（78.14±17.37）分，PANSS阳性症状分为（13.56±4.34）分、PANSS阴性症状分为（15.28±6.13）分，一般症状分为（38.25±9.11）分、认知分为（7.06±3.19）分、兴奋分为（9.81±4.45）分、抑郁分为（5.91±2.45）分。患者组VEGF水平与PANSS阴性症状分、PANSS阳性症状分、抑郁分、认知分、兴奋分、PANSS总分、一般症状分无显著相关性（均$P>0.05$）。见表2。

表2 患者组血清VEGF水平与PANSS评分的相关分析（$n=81$）

项目	阳性症状分	阴性症状分	抑郁分	认知分	兴奋分	PANSS总分	一般症状分
r	-0.087	-0.228	0.032	-0.180	0.031	-0.174	-0.024
P值	0.442	0.041	0.774	0.107	0.787	0.120	0.829

（三）患者组和对照组男女血清VEGF水平比较

患者组[男性：149.85（78.31，257.59）pg/mL，女性：130.46（72.93，188.27）pg/mL]和对照组[男性：（224.26±137.56）pg/mL，女性：（208.06±178.93）pg/mL]，男性与女性VEGF水平差异无统计学意义（$H=6.817$，$P=0.087$）。

（四）不同性别精神分裂症患者血清 VEGF 和 PANSS 评分比较

男性患者组的 PANSS 评分总分和认知分均高于女性患者组，差异有统计学意义（$P<0.05$），见表 3。

表 3 精神分裂症患者不同性别社会人口学与临床资料

项目	男性（$n=41$）	女性（$n=40$）	统计检验值	P 值
吸烟人数/例	21	0	—	—
年龄/（岁，$\bar{x}\pm s$）	31.24±7.49	34.50±10.42	-1.611	0.112
体重指数/（kg/m², $\bar{x}\pm s$）	22.98±3.97	21.82±2.80	1.520	0.133
教育年限/（年，$\bar{x}\pm s$）	11.49±3.41	12.07±3.54	-0.761	0.449
病程/[月，M（Q_1, Q_3）]	6.00（1.00, 23.00）	12.00（6.00, 24.00）	-1.620	0.105
阳性症状分/（分，$\bar{x}\pm s$）	14.05±4.28	13.05±4.39	1.037	0.303
阴性症状分/（分，$\bar{x}\pm s$）	16.46±6.67	14.08±5.34	1.781	0.079
一般症状分/（分，$\bar{x}\pm s$）	40.04±9.71	36.40±8.15	-1.829	0.071
PANSS 总分/（分，$\bar{x}\pm s$）	82.71±17.30	73.45±16.36	2.473	0.016
认知分/（分，$\bar{x}\pm s$）	7.88±3.36	6.23±2.81	2.402	0.019
兴奋分/（分，$\bar{x}\pm s$）	10.59±4.82	9.03±3.94	1.593	0.115
抑郁分/（分，$\bar{x}\pm s$）	6.07±2.82	5.75±2.02	0.591	0.556
血清 VEGF 浓度/[pg/mL, M（Q_1, Q_3）]	149.85（78.31, 257.59）	130.46（72.93, 188.27）	-0.676	0.501

（五）不同性别精神分裂症患者血清 VEGF 和 PANSS 各评分相关分析

将受教育年限及吸烟情况作为控制变量，男性患者组血清 VEGF 水平与 PANSS 认知分呈显著负相关（$r=-0.425$，$P=0.007$），与 PANSS 其他评分无相关（$P>0.05$），见表 4。

表 4 患者组不同性别血清 VEGF 水平与 PANSS 评分的偏相关分析（r）

性别	阳性症状分	阴性症状分	抑郁分	认知分	兴奋分	PANSS 总分	一般症状分
男性（$n=41$）	-0.004	-0.231	0.030	-0.425*	0.122	-0.230	-0.208
女性（$n=40$）	-0.168	-0.215	0.017	0.002	0.031	-0.089	-0.045

注：* 表示 $P<0.05$。

三、讨论

本研究发现首发未服药精神分裂症患者血清 VEGF 水平较对照组低，提示在精神分裂症患者发病早期很可能存在神经营养不足、血管形成及舒张异常，研究结果与既往多数研究一致。其中，Ye 等的实验在年龄、受教育程度未很好匹配的情况下发现精神分裂症患者 VEGF 水平下降，本研究弥补此方面不足验证此结论。既往 Hino 等对精神分裂症患者尸检发现其大脑前额叶皮质的 VEGF 受体-2 水平明显降低。Fulzele 等发现精神分裂症患者背外侧前额叶皮层 VEGF mRNA 表达减少，均提示精神分裂症患者中枢 VEGF 活性下降。也有研究和本实验结果不一致，这些不同结果可能与不同样本来源和样本量局限性等因素有关。相关分析中发现患者组 LgVEGF 与阴性症状评分呈负相关，提示精神分裂症发病早期血清 VEGF 水平越低，其阴性症状更加严重。这与 Ye 等研究结果一致。De 等发现 VEGF 很可能是 NMDA 型谷氨酸受体突触功能的关键调节因子。Kou 等通过动物实验证明 VEGF 通过增强蛋白激酶 C-α 介导的 AMPAR 主要亚基 GluA2 磷酸化，从而减少谷氨酸诱导的星形胶质细胞钙内流，本研究中精神分裂症患者发病早期 VEGF 减少可能通过增加谷氨酸诱导的星形胶质细胞钙内流，继发兴奋性中毒，从而参与精神分裂症的阴性症状。未来需要更多的临床试验研究予以进一步证明。

男性患者组 PANSS 总分和认知分均高于女性患者组，提示早期精神分裂症患者中男性的精神疾病总体严重程度和认知功能损害程度均高于女性。这和既往研究结论一致。既往有相关研究证实雌激素有改善认知作用，甚至有学者提出"雌激素保护"假说，本研究结果女性精神分裂症患者相对男性有更好的认知功能及临床表现亦间接验证此结论。本研究发现精神分裂症患者中吸烟者均是男性，和既往相关研究结论一致，因此将吸烟情况和受教育年限作为控制变量进一步进行偏相关分析，提示男性精神分裂症患者VEGF水平与认知评分呈负相关。这与既往Bertolino等结论一致。动物研究证明，VEGF能保护血脑屏障，调节神经发生，增强长时程电位，可恢复由谷氨酸诱导毒性引起的海马神经元损伤。Blumberg等针对人类发现VEGF基因多态性可影响人大脑海马区形态。Wheeler等进一步发现首发精神分裂症患者海马回体积减小，而海马与学习记忆等认知功能相关。故本研究推测男性精神分裂症患者发病早期血清VEGF水平下降，可能通过引起血脑屏障保护功能减弱及损害海马神经元，继而损害其认知功能。然而在女性精神分裂症患者中未发现以上相关，本研究推测VEGF在男性和女性精神分裂症患者发病早期病理机制中可能发挥不同作用，未来需要更多的研究加以论证。

  本研究存在一定不足。第一，样本量相对较小，有可能出现假阳性。第二，本次横断面研究并不能代表VEGF水平与精神病理的直接因果关系。第三，本研究仅检测一种细胞因子VEGF，尚不能全面代表相关方面异常。第四，本研究中采用PANSS评分中认知评分评估认知功能，相对欠全面反映认知功能。第五，本研究推测VEGF可能通过血脑屏障及海马影响认知功能，但未通过神经影像学加以辅助论证。第六，本研究未采集入组者性激素指标进一步分析。本课题组未来将增加样本量，联合神经影像学及更多相关因子，采用更全面认知功能评估工具，以及增加对患者VEGF随访来进一步研究精神分裂症病理机制。

参考文献

[1] FAN Z, WU Y, SHEN J, et al. Schizophrenia and the risk of cardiovascular diseases：a meta-analysis of thirteen cohort studies[J]. JPsychiatr Res, 2013, 47(11)：1549-1556.

[2] ÖSBY U, WESTMAN J, HÄLLGREN J, et al. Mortality trends in cardiovascular causes in schizophrenia, bipolar and unipolar mood disorderin Sweden 1987-2010[J]. Eur J Public Health, 2016, 26(5)：867-871.

[3] 康敏敏，黄正元，陈弘旭，等. Bayes判别在精神分裂症血清蛋白因子水平与认知功能障碍中的预测作用[J]. 中华行为医学与脑科学杂志, 2021, 30(1)：33-38.

[4] KANG M M, HUANG Z Y, CHEN H X, et al. Predictive effect of Bayesdiscrimination in the level of serum protein factors and cognitivedysfunction in schizophrenia [J]. Chin J Behav Med Brain Sci, 2021, 30(1)：33-38.

[5] DE BOER J, PRIKKEN M, WU LEI, et al. The effect of raloxifene augmentation in men and women with a schizophrenia spectrum disorder：a systematic review and meta-analysis [J]. NPJ Schizophr, 2018, 4(1)：1.

[6] DAI N, JIE H, DUAN Y, et al. Different serum protein factor levels in first-episode drug-naive patients with schizophrenia characterized by positive and negative symptoms[J]. Psychiatry Clin Neurosci, 2020, 74(9)：472-479.

[7] NIELSEN R E, BANNER J, JENSEN S E. Cardiovascular disease in patients with severe mental illness [J]. Nat Rev Cardiol, 2021, 18(2)：136-145.

陈鹏 赵慧敏 殷旭圆 朱振华 祁琪 蒋彩霞 袁颖 孔令华 高振勇 杨平 贾秋放 著，惠李 审

[苏州大学附属广济医院（苏州市广济医院）精神康复科 苏州市立医院神经内科 苏州市广济医院生物精神医学研究中心]

[基金项目：江苏省科技项目（BE2020661），苏州市"科教兴卫"青年科技项目（KJXW2018049，KJXW2018050），苏州市科技计划项目（SKJY2021143，SYS2019113），苏州市精神疾病临床医学中心青年科技项目（GJYY201703），苏州市姑苏卫生人才项目（GSWS2020095），中国科学院心理健康重点实验室项目（KLMH2019K03），江苏省自然科学基金项目（BK20200210）]

中老年焦虑障碍与胰岛素抵抗相关性研究

世界范围内的流行病学研究表明，神经精神系统疾病的负担占所有疾病总负担的10.4%，其中精神障碍的负担高达7.4%，已成为全球疾病负担的一个重要的问题。我国的一项关于精神障碍的患病率的横断面流行病学调查发现，焦虑障碍是我国最常见的精神障碍疾病，有研究表明，一半以上的中老年人的焦虑障碍患者在50岁后才开始发病。然而，在临床实践中，中老年焦虑障碍的早期诊断和识别还存在很大不足，只有约三分之一的人被识别和治疗，且依从性差。中老年焦虑主要表现为易怒、烦躁不安、注意力不集中、失眠、睡眠过多、乏力、有异常的感觉、自主神经功能异常等。已有基础研究发现，脑内胰岛素受体基因敲除的小鼠会产生与年龄相关的焦虑行为，这表明脑内胰岛素的相关功能缺失与焦虑情绪是相关的。

胰岛素抵抗（insulin resistance，IR）是一种病理状态，胰岛素依赖的细胞，如骨骼肌和脂肪细胞，不能对正常的胰岛素水平做出相应的反应。IR的生理机制是由靶细胞的胰岛素作用缺陷所致，是许多代谢紊乱的基础，如2型糖尿病和代谢综合征，胰岛素信号的损伤破坏了葡萄糖进入脂肪细胞和骨骼肌细胞，虽然胰岛素抵抗的确切原因尚未完全阐明，但许多主要的机制，包括氧化应激、炎症、胰岛素受体突变、内质网应激和线粒体功能障碍等，具体的有蛋白酪氨酸磷酸酶1B上调、炎症因子和脂肪因子水平的改变、自由基的超载、IRS-1丝氨酸磷酸化的缺陷、胰岛素加速降解、线粒体功能障碍、受体结合胰岛素的能力降低、葡萄糖转运蛋白4基因突变、细胞内质网应激反应等。IR参与多种疾病的发生发展，已有较多研究表明，IR与心血管疾病、糖尿病、代谢性疾病、精神分裂症、皮肤疾病、脂肪代谢、阿尔茨海默病等多种疾病相关，但IR与焦虑障碍之间的相关性研究较少。

本研究拟探讨IR对中老年焦虑障碍的影响，以助于对中老年焦虑障碍的人群进行及时发现和早期治疗，并初步探讨IR在焦虑障碍中的作用机制。

一、资料与方法

（一）临床资料

随机选取南京医科大学附属苏州医院神经内科及苏州市吴中人民医院神经内科2019年1月至2019年12月病房收治的159例焦虑障碍患者为研究对象，其中男性70例、女性89例，年龄为50~80岁，平均年龄为（60.48±7.01）岁。

纳入标准：① 符合第五版美国《精神障碍诊断与统计手册》中焦虑障碍的诊断标准；② 年龄为50~80岁；③ 签署知情同意书；④ 初中以上文化程度，能准确理解相关量表；⑤ 汉密尔顿焦虑量表（Hamilton Anxiety Scale，HAMA）-24得分≥20分，汉密尔顿抑郁量表（Hamilton Depression Scale，HAMD）-24得分<8分，简易智力状态检查量表（Mini-mental State Examination，MMSE）得分>26分；⑥ 初次诊断为焦虑障碍；⑦ 无心、肝、肾功能不全，无酮症、高渗状态和急、慢性感染，无垂体疾病，无胰腺疾病。

排除标准：① 由器质性疾病或其他精神障碍所导致的抑郁症者；② 有严重躯体疾病的患者；③ 有其他精神疾病史者；④ 有物质滥用史者；⑤ 有糖尿病或糖耐量异常者；⑥ 有家族遗传性疾病者。

选择同期在南京医科大学附属苏州医院和苏州市吴中人民医院健康体检者150例为对照组，其中男性70例、女性80例，年龄为50~80岁，平均年龄为（59.86±7.55）岁。研究组与对照组性别、年龄差异无统计学意义（$P>0.05$），研究对象均签署知情同意书。本研究方案经南京医科大学附属苏州医院和苏州市吴中人民医院伦理学委员会批准（伦理批号：第KL901061号）。

（二）方法

（1）由受培训后的医务人员获取受检者一般资料（年龄、血压、腰围、身高、体重、受教育程度等），受检者取站立位，在静息状态下，在髂前上棘和第 12 肋下缘连线的中点水平测量腰围，计算体重指数（body mass index，BMI）。经两名经过培训的主治及以上级别的医师进行联合检查，完成 HAMD、HAMA、MMSE 评估，采用交谈与观察的方式，检查结束后，两名评定者分别独立评分，评分需 15~30 min。

（2）所有受检者均清晨空腹至少 8 h，采集空腹静脉血。使用全自动生物化学分析仪检测血脂四项，即总胆固醇（TC）、甘油三酯（TG）、低密度脂蛋白（LDL-C）、高密度脂蛋白（HDL-C）；采用罗氏电化学发光法检测空腹胰岛素（FINS），使用葡萄糖氧化酶法检测空腹血糖（FPG）。胰岛素抵抗指数（HOMA-IR）根据稳态模式评估法的公式来计算，HOMA-IR = FPG×FINS/22.5。HOMA-IR 是一个公式，即稳态评估模型胰岛素抵抗指数，以此来反映研究对象的胰岛素抵抗水平。

（三）统计学方法

所有的数据由 SPSS 19.0 软件处理。计量资料用均数±标准差（$\bar{x} \pm s$）表示，计数资料用百分率（%）表示。均数组间比较采用单因素方差分析（ANOVA），HOMA-IR 与 HAM 值相关性分析采用 Pearson 相关分析法。$P<0.05$ 表示差异有统计学意义。

二、结果

（一）一般资料比较

两组受检者在年龄、性别、BMI、血脂四项、MMSE 评分、HAMD 评分、体重、身高方面比较差异无统计学意义（$P>0.05$），具有可比性。见表 1。

表 1　两组受检者基线资料比较

组别	性别/男女	高血压/%	年龄/岁	BMI/(kg/m²)	TC/(mmol/L)	TG/(mmol/L)	LDL-C/(mmol/L)	HDL-C/(mmol/L)	MMSE	HAMD	体重/kg	身高/m
研究组（$n=159$）	70 89	59.70%	60.48±7.01	22.72±1.71	2.60±0.83	3.70±1.36	2.88±0.64	1.25±0.24	29.04±1.10	1.00±0.71	60.48±7.01	1.63±0.07
对照组（$n=150$）	70 80	57.30%	59.86±7.55	22.64±1.77	2.61±0.85	3.70±1.38	2.85±0.63	1.27±0.26	28.96±1.32	0.99±0.72	60.95±7.05	1.64±0.06
P 值	0.649	0.729	0.503	0.697	0.961	0.999	0.679	0.640	0.572	0.870	0.558	0.221

（二）两组受检者 FPG、FINS、HAMA、HOMA-IR 水平比较

研究组 FPG 水平与对照组比较差异无统计学意义（$P>0.05$），FINS 水平明显高于对照组，HAMA 评分明显高于对照组，HOMA-IR 值明显高于对照组，差异均有统计学意义（$P<0.05$）。HOMA-IR 水平与 HAMA 值无相关性（$r=-0.049$，$P=0.536$）。见表 2、图 1。

表 2　两组受检者 FPG、FINS、HAMA、HOMA-IR 水平比较

组　别	FPG/(mmol/L)	FINS/(mmol/L)	HAMA	HOMA-IR
研究组（$n=159$）	5.40±0.67	7.40±2.01	19.67±3.01	1.78±0.49
对照组（$n=150$）	5.34±0.60	6.31±1.71	1.00±0.29	1.50±0.41
t 值	0.720	2.779	73.670	2.894
P 值	0.472	0.006	0.001	0.004

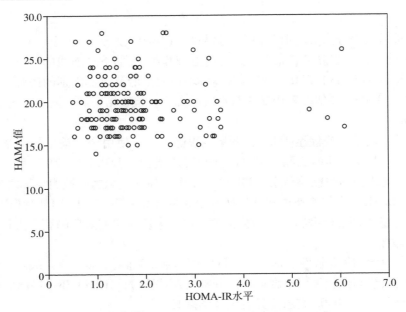

图1 研究组HOMA-IR水平与HAMA值关系的散点图

三、讨论

大脑中的胰岛素主要来自穿过血脑屏障的外周血，浓度是外周血的50倍。血脑屏障上的胰岛素受体能够进行信号传递。此外，外周血的胰岛素可以通过胞内-胞外机制主动运输到大脑。

有研究表明，老年焦虑障碍与老年人发病率和死亡率的增加有关，尤其是与较高的心血管病负担和认知功能下降有关。临床上，很难早期鉴别出老年人焦虑障碍，因为他们不能准确地识别焦虑，并且倾向于将症状归因于躯体疾病，同时目前临床上也缺乏早期诊断焦虑障碍的生物学指标，这些对老年焦虑的诊断带来一定难度。本研究为发现中老年焦虑障碍的生物学标志物提供新的思路，有利于早期诊断和治疗。

焦虑障碍的发病机制并不明确，既往研究表明，焦虑障碍影响多巴胺系统功能，进而影响IR。目前焦虑障碍与IR之间的相关性研究主要集中在动物研究中。一方面，焦虑障碍水平的降低可导致IR水平降低，有研究者发现，敲除asic3（the acid-sensing ion channel 3，酸敏离子通道3）的小鼠焦虑水平降低，IR降低，提示焦虑障碍与IR之间有共同的机制。另一方面，IR水平增加可导致焦虑障碍发生。有动物研究发现，高脂肪喂养的老鼠表现中枢IR，如前额叶皮质、海马等高胰岛素表达和胰岛素敏感区域，老鼠焦虑行为增加，这可能与情感、认知的神经环路被损坏、突触可重塑性相关。以上的研究表明，IR可导致焦虑障碍，与本研究结果有一致性。

IR是机体对一定量胰岛素的生物学反应性低于预期正常水平的一个现象，可表现为胰岛素敏感性异常，又可以是胰岛素反应性异常。本研究还发现，焦虑障碍患者FINS水平明显高于正常人群，其机制也与多巴胺代谢相关。研究表明，在神经元中，胰岛素能够抑制单胺氧化酶A和B（monoamine oxidase A and B，MAO-A和MAO-B）的表达，而MAO-A和MAO-B的表达是单胺降解的关键酶，并在电刺激多巴胺释放后提高多巴胺代谢的半衰期。胰岛素缺陷的胶质纤维酸性蛋白（glial fibrillary acidic protein，GFAP）阳性胶质细胞的三磷酸腺苷酶（adenosine triphosphatase，ATP）分泌减少，导致多巴胺能神经元嘌呤能信号通路减少，进而导致焦虑样行为。最近的数据显示，使用DAT-Cre小鼠模型敲除多巴胺能神经元中的胰岛素受体并不影响早期的食物消费或情绪行为，这表明不同的多巴胺能细胞群中胰岛素的缺失对新陈代谢和行为有不同的影响。只有海马或杏仁核缺乏胰岛素和胰岛素样生长因子-1（insulin-like growth factor-1，IGF-1）才能导致焦虑相关行为的增加，这些支持了胰岛素可以影响多巴胺代谢的假设。胰岛素与胰岛素受体及IGF-1受体结合后引起相应受体的自动磷酸化，影响多巴胺的代谢，进而影响情绪。这或许是焦虑障碍发生的机制之一。同时，须更多地研究解释胰岛素在不同脑细胞群和区域的作用以及对多巴胺功能的精确影响。

研究表明，焦虑障碍增加心血管病发生风险，然而因果关系仍不明确。同样，对于已确诊的心血管病患者，焦虑障碍对随后发生的主要不良冠状动脉事件（例如心肌梗死、左心室衰竭、冠状动脉重建术和卒中）具有预后风险的作用。已有研究表明，与常规血糖控制相比，使用胰岛素强化血糖控制达到接近正常水平，并不能显著减少大血管并发症，尽管血糖得到了适当的控制，但糖尿病患者仍会发生心血管疾病。相比之下，使用二甲双胍强化控制血糖（改善胰岛素抵抗），可减少心血管事件。这些研究表明，IR 有可能是焦虑障碍导致心血管疾病潜在发病机制之一。

IR 影响情绪调节的机制已开始在动物和人类研究中阐明，大脑需要葡萄糖作为能量来源，胰岛素受体介导大脑关键区域的脑代谢。在大鼠模型中，下丘脑胰岛素受体失活导致全身性 IR、血脂异常和抑郁样行为，这些变化随后会被饮食限制所逆转。在有阿尔茨海默病风险的患者中，磁共振成像发现海马的解剖和生理异常与 IR 有关。综上所述，这些发现表明，胰岛素信号的干扰会影响大脑关键区域的结构和功能连接，从而对情绪产生影响。在一项研究中，情绪的改善与糖化血红蛋白的改善相关。使用三环类抗抑郁药治疗抑郁症与改善胰岛素敏感性相关，这些研究表明情绪和胰岛素代谢之间存在潜在的双向关系。但是，本研究并未发现 IR 水平与中老年焦虑障碍严重程度有相关性，有可能跟样本量还不够大有一定关系，前期文献报道亦未发现二者之间的相关性报道，也可能 IR 未参与中老年焦虑障碍严重程度的相关机制。

目前，焦虑障碍与 IR 相关性研究不多，焦虑障碍的发病机制亦不明确。本研究结果显示，中老年焦虑障碍患者 IR 增加，与既往的动物研究结果有一致性，也符合生化代谢情况，IR 可能是焦虑障碍发病机制之一，这为中老年焦虑障碍的诊断提供一定的临床依据。但本研究尚存在一些不足，如本研究收集的病例不够多，无多中心数据，在以后的研究中要加大样本量，取得多中心数据，做出更加准确客观的研究结果。

参考文献

[1] HUANG Y, WANG Y, WANG H, et al. Prevalence of mental disorders in China: a cross-sectional epidemiological study[J]. Lancet Psychiatry, 2019, 6(3): 211-224.
[2] ANDREESCU C, LEE S. Anxiety disorders in the elderly[J]. Adv Exp Med Biol, 2020, 1191: 561-576.
[3] KLEINRIDDERS A, CAI W, CAPPELLUCCI L, et al. Insulin resistance in brain alters dopamine turnover and causes behavioral disorders[J]. Proc Natl Acad Sci, 2015, 112(11): 3463-3468.
[4] YARIBEYGI H, FARROKHI F R, BUTLER A E, et al. Insulin resistance: Review of the underlying molecular mechanisms[J]. Cell Physiol, 2019, 234(6): 8152-8161.
[5] PETERSEN M C, SHULMAN G I. Mechanisms of insulin action and insulin resistance[J]. Physiol Rev, 2018, 98(4): 2133-2223.
[6] ADEVA-ANDANY M M, MARTINEZ-RODRIGUEZ J, GONZALEZ-LUCAN M, et al. Insulin resistance is a cardiovascular risk factor in humans[J]. Diabetes Metab Syndr, 2019, 13(2): 1449-1455.

张如阳　冯倩，著
[苏州市吴中人民医院神经内科，南京医科大学附属苏州医院（苏州市立医院）东区神经内科]

功能性便秘临床症状与肛门直肠测压特征相关性研究

功能性便秘（functional constipation，FC）作为一种常见的疾病，在全世界范围内影响着患者的日常生活。目前的研究有报道便秘症状与病理生理学亚型的相关性，如排便障碍患者多数有排便费力、排便不尽的感觉，肛门堵塞感对排便障碍型便秘有一定的提示作用。但是，其间的具体联系尚不明确。高分辨率肛门直肠测压（high-resolution anorectal manometry，HR-ARM）能够测定肛门直肠的感觉和动力功能，对于慢性便秘的诊疗意义重大，但各个参数的重要性没有得到充分评估，仅国内有文献报道症状与测压参数的关联，没有得出统一的结论。故而本研究前瞻性收集 FC 患者的症状信息，利用 HR-ARM 识别患者的肛门直肠动力和感觉异常，深入探讨症状潜在的病理生理学异常，以提高对便秘的认知。

一、对象和方法

（一）对象

前瞻性收集 2020 年 6 月至 2021 年 12 月在苏州大学附属第一医院行 HR-ARM 的 FC 患者资料，记录其一般情况、便秘症状及症状评分系统（constipation scoring system，CSS），25%患者排便出现某项症状为有该便秘症状。

纳入标准：（1）符合罗马Ⅳ FC 诊断标准，近 3 个月必须符合以下所有 4 条要求。① 必须包括以下 2 项或 2 项以上：a. 排便感到费力；b. 干球粪或硬粪（Bristol 粪便性状量表：1 型或 2 型）；c. 排便不尽感；d. 肛门直肠梗阻/阻塞感；e. 需要手法辅助排便；f. 每周自发排便少于 3 次。② 不用泻剂时很少出现稀粪。③ 不符合肠易激综合征和阿片类药物引起的便秘的诊断标准。④ 诊断前症状出现至少 6 个月。（2）6 个月内肠镜检查结果为正常。

排除标准：（1）年龄<18 周岁；（2）继发原因引起便秘（器质性：代谢性疾病、神经源性疾病、结肠原发疾病；药物性）；（3）严重系统性疾病、昏迷、严重精神障碍者；（4）妊娠期、生理期女性；（5）对球囊、导管探头过敏者。

该项研究得到苏州大学附属第一医院医学伦理委员会的批准［（2020）伦研批第 260 号］，患者均签署知情同意书。

（二）方法

1. HR-ARM 及球囊逼出试验（balloon expulsion test，BET）

应用荷兰 Medical Measurement Systems B. V. 公司生产的 Solar GI 微量水灌注高分辨率测压系统，通过 20 通道测压导管进行 HR-ARM，使用配套的 MMS 软件记录并分析数据。检查前一周停用胃肠动力药物，检查前 30 min 使用灌肠剂排空直肠。检查时患者取左侧屈膝卧位。行直肠指检后，在肛门括约肌水平平衡导管零点，插入导管并调整高压带在传感器中间位置，根据伦敦方案依次收集患者的静息、收缩、模拟排便和感觉信息。取出导管后行 BET。将润滑的球囊置入患者直肠，充盈 50 mL 温水。嘱患者坐于坐便器排出球囊，记录球囊排出所用的时间。

2. 诊断标准

在初始感觉阈值、初始便意阈值、最大耐受阈值中，当不少于 2 个直肠感觉阈值高于正常上限时，诊断为直肠低敏感（rectal hyposensitivity，RH）。根据罗马Ⅳ诊断标准，当 FC 患者球囊排出时间大于 1 min，且 HR-ARM 证实肛门直肠排便模式异常，可以被诊断为功能性排便障碍（functional defecation disorder，FDD）。FDD 分为两类：① 不协调性排便。压力测定显示有足够的直肠推进力，但盆底肌不协调性收缩。② 排便推进力不足。压力测定显示直肠推进力不足，伴或不伴肛门括约肌和（或）盆底肌不协调性收缩。

3. 统计学方法

应用 SPSS 26.0 统计软件，符合正态分布的计量资料以均数±标准差表示，采用独立样本 t 检验比较组间差异；偏态分布的计量资料以中位数（25%分位数~75%分位数）表示，采用 Mann-Whitney U 检验比较组间差异。计数资料以频数（百分比）表示，采用卡方检验比较组间差异。CSS 与 HR-ARM 参数相关性采用 Spearman 相关分析。$P<0.05$ 为差异有统计学意义。

二、结果

（一）临床特征

本研究共纳入 FC 患者 79 例，其中女性 59 例（74.7%），所有患者的平均年龄为（54.52±15.96）岁，中位体重指数为 21.53（19.81~23.56）kg/m²。有便秘家族史的患者 15 例。便秘症状以排便费力最常见，共 62 例（78.5%），其次为排便不尽感 52 例（65.8%）、便次减少 50 例（63.3%）。中位 CSS 总分为 13（10~18）分。根据 HR-ARM 及 BET 结果，诊断出 FDD 患者 60 例（75.9%），其中不协调性排便 32 例（40.5%），排便推进力不足 28 例（35.4%），其余 19 例（24.1%）患者不存在排便动力障碍。在直肠敏感性方面，诊断出 RH 患者 15 例（19.0%）。不同性别、不同年龄 FC 患者的 HR-ARM 测压结果差异无统计学意义（$P>0.05$）。

（二）便秘症状与 HR-ARM 参数

根据 FC 患者是否具有某项症状进行分组，组间比较 HR-ARM 参数差异。符合正态分布的参数见表 1，偏态分布的参数见表 2。有排便费力症状的患者较无排便费力症状的患者肛管残余压高（$t=2.359$，$P=0.021$）、肛管松弛率低（$t=-2.996$，$P=0.004$）、直肠推进压高（$t=3.099$，$P=0.003$）。粪便干硬的患者直肠推进压低于粪便柔软的患者（$t=-2.440$，$P=0.017$）。需要辅助排便的患者较无须辅助排便的患者肛管残余压高（$t=2.249$，$P=0.027$），急迫便意阈值低（$U=451.000$，$P=0.013$）。有腹胀感觉的患者初始感觉阈值低于无此症状的患者（$U=532.500$，$P=0.016$）。其余组间测压参数差异无统计学意义（$P>0.05$）。

表 1 FC 患者不同症状的 HR-ARM 参数比较（$\bar{x}\pm s$）

症状	分类	n	肛管静息压/mmHg	肛管收缩压/mmHg	肛管残余压/mmHg	肛管松弛率/%	直肠推进压/mmHg
排便费力	有	62	76.57±22.39	160.75±51.92	74.34±19.92*	4.01±19.83**	51.61±16.56**
	无	17	80.61±16.06	155.51±33.86	61.76±17.63	19.47±14.43	37.58±16.47
粪便干硬	有	40	73.25±21.87	151.96±45.05	70.62±22.44	5.29±22.18	43.99±14.05*
	无	39	81.74±19.77	167.48±51.10	72.66±17.46	9.44±17.00	53.31±19.38
辅助排便	有	26	83.22±20.87	169.66±41.76	78.69±20.98*	4.55±22.13	50.94±21.82
	无	53	74.61±20.91	154.70±51.07	68.17±18.80	8.71±18.58	47.44±14.91
腹胀	有	42	75.07±20.37	162.80±48.77	69.61±19.37	5.43±18.29	50.88±19.12
	无	37	80.14±21.99	156.01±48.51	73.92±20.78	9.50±21.38	45.99±15.12
空排	有	42	74.95±21.62	150.91±48.80	72.75±20.58	4.76±21.40	48.83±17.78
	无	37	80.27±20.55	169.51±46.76	70.37±19.60	10.26±17.59	48.32±17.26
排便不尽感	有	52	74.68±21.79	159.39±48.84	72.23±20.35	6.32±21.44	50.30±18.15
	无	27	82.75±19.17	160.07±48.64	70.47±19.62	9.29±16.30	45.30±15.73
肛门堵塞感	有	48	76.75±22.54	165.27±53.68	72.68±20.38	5.02±18.82	48.94±19.06
	无	31	78.52±19.13	150.88±38.22	70.01±19.47	10.92±20.97	48.06±14.84
便次减少	有	50	76.42±22.71	152.03±50.78	69.19±18.68	8.27±17.41	47.69±16.82
	无	29	79.21±18.42	172.71±41.82	75.84±21.86	5.73±23.55	50.15±18.63
排便量少	有	34	82.63±20.29	169.77±51.95	76.44±17.36	8.33±18.55	47.92±17.72
	无	45	73.52±21.18	151.95±44.71	68.00±21.31	6.59±20.83	49.10±17.38

续表

症状	分类	n	肛管静息压/mmHg	肛管收缩压/mmHg	肛管残余压/mmHg	肛管松弛率/%	直肠推进压/mmHg
缺乏便意	有	35	79.58±24.34	148.94±51.97	69.36±23.63	11.14±20.38	47.96±16.18
	无	44	75.75±18.35	168.12±44.23	73.44±16.70	4.32±18.97	49.10±18.53
使用泻剂	有	32	77.50±24.11	152.85±43.63	70.00±21.80	5.90±19.04	46.66±17.00
	无	47	77.40±19.17	164.23±51.43	72.74±18.89	8.32±20.41	49.91±17.77

注：* 表示 $P<0.05$，** 表示 $P<0.01$。

表2 FC患者不同症状的HR-ARM参数比较 [$M(P_{25}, P_{75})$]

症状	分类	n	直肠静息压/mmHg	初始感觉阈值/mL	初始便意阈值/mL	急迫便意阈值/mL	最大耐受阈值/mL
排便费力	有	62	18.5 (10.6, 26.1)	40 (26, 52)	61 (46, 79)	80 (64, 102)	98 (74, 137)
	无	17	12.8 (6.8, 21.8)	36 (23, 45)	60 (46, 69)	78 (64, 87)	99 (78, 104)
粪便干硬	有	40	15.9 (8.2, 21.5)	32 (24, 47)	52 (41, 77)	77 (57, 96)	97 (70, 139)
	无	39	18.6 (11.6, 26.8)	43 (28, 52)	66 (50, 73)	81 (73, 95)	102 (82, 115)
辅助排便	有	26	17.2 (11.2, 27.0)	30 (23, 50)	53 (42, 69)	70 (54, 88)*	83 (64, 125)
	无	53	16.8 (7.9, 24.2)	41 (27, 52)	62 (47, 77)	83 (74, 100)	102 (85, 133)
腹胀	有	42	16.2 (9.7, 23.0)	29 (24, 48)*	58 (46, 73)	77 (62, 91)	96 (74, 128)
	无	37	18.3 (9.3, 26.3)	42 (32, 57)	65 (43, 75)	81 (68, 99)	99 (76, 132)
空排	有	42	17.9 (10.6, 23.7)	33 (23, 49)	55 (45, 75)	79 (60, 95)	101 (70, 141)
	无	37	16.2 (6.8, 26.1)	42 (28, 52)	66 (47, 75)	80 (67, 97)	98 (80, 111)
排便不尽感	有	52	17.9 (10.4, 23.4)	35 (26, 49)	54 (43, 74)	77 (56, 95)	96 (71, 135)
	无	27	16.2 (7.9, 26.8)	43 (28, 53)	66 (55, 82)	83 (74, 98)	104 (87, 125)
肛门堵塞感	有	48	15.3 (7.9, 24.9)	40 (26, 52)	60 (46, 75)	77 (63, 96)	96 (72, 131)
	无	31	18.6 (12.5, 26.1)	36 (26, 47)	60 (48, 70)	83 (70, 96)	103 (86, 125)
便次减少	有	50	17.3 (10.6, 23.4)	35 (24, 52)	58 (46, 73)	77 (62, 89)	96 (74, 132)
	无	29	15.6 (6.8, 26.3)	41 (28, 51)	62 (44, 83)	85 (72, 104)	99 (83, 127)
排便量少	有	34	18.2 (12.1, 23.0)	40 (24, 50)	65 (45, 85)	81 (71, 104)	96 (81, 136)
	无	45	16.3 (7.9, 26.3)	38 (26, 52)	58 (46, 69)	79 (63, 96)	99 (72, 124)
缺乏便意	有	35	18.3 (12.3, 26.8)	43 (27, 50)	65 (45, 75)	79 (59, 96)	98 (71, 134)
	无	44	16.2 (7.9, 25.1)	36 (26, 52)	55 (46, 75)	79 (67, 100)	98 (84, 129)
使用泻剂	有	32	15.4 (9.5, 21.1)	42 (27, 55)	65 (48, 77)	80 (65, 96)	96 (75, 129)
	无	47	18.6 (10.3, 26.8)	35 (26, 47)	58 (45, 73)	79 (64, 96)	102 (78, 130)

注：* 表示 $P<0.05$。

（三）便秘症状与HR-ARM结果

在分析HR-ARM参数的基础上，进一步比较不同便秘症状组间HR-ARM结果差异。相较于无排便费力症状的患者而言，有排便费力症状的患者不协调性排便的发生率高（$\chi^2=4.697$，$P=0.030$），见表3。

表3　FC患者不同症状的HR-ARM结果比较 [n（%）]

症状	分类	n	排便推进力不足	不协调性排便	FDD	RH
排便费力	有	62	20（32.3）	29（46.8）*	49（79.0）	14（22.6）
	无	17	8（47.1）	3（17.6）	11（64.7）	1（5.9）
粪便干硬	有	40	16（40.0）	13（32.5）	29（72.5）	8（20.0）
	无	39	12（30.8）	19（48.7）	31（79.5）	7（17.9）
辅助排便	有	26	8（30.8）	12（46.2）	20（76.9）	4（15.4）
	无	53	20（37.7）	20（37.7）	40（75.5）	11（20.8）
腹胀	有	42	18（42.9）	15（35.7）	33（78.6）	7（16.7）
	无	37	10（27.0）	17（45.9）	27（73.0）	8（21.6）
空排	有	42	16（38.1）	17（40.5）	33（78.6）	8（19.0）
	无	37	12（32.4）	15（40.5）	27（73.0）	7（18.9）
排便不尽感	有	52	16（30.8）	20（38.5）	36（69.2）	9（17.3）
	无	27	12（44.4）	12（44.4）	24（88.9）	6（22.2）
肛门堵塞感	有	48	18（37.5）	19（39.6）	37（77.1）	11（22.9）
	无	31	10（32.3）	13（41.9）	23（74.2）	4（12.9）
便次减少	有	50	21（42.0）	18（36.0）	39（78.0）	7（14.0）
	无	29	7（24.1）	14（48.3）	21（72.4）	8（27.6）
排便量少	有	34	14（41.2）	10（29.4）	24（70.6）	9（26.5）
	无	45	14（31.1）	22（48.9）	36（80.0）	6（13.3）
缺乏便意	有	35	13（37.1）	11（31.4）	24（68.6）	6（17.1）
	无	44	15（34.1）	21（47.7）	36（81.8）	9（20.5）
使用泻剂	有	32	15（46.9）	11（34.4）	26（81.3）	7（21.9）
	无	47	13（27.7）	21（44.7）	34（72.3）	8（17.0）

注：*表示 $P<0.05$。

（四）CSS总分与HR-ARM参数

CSS总分与肛管残余压存在正相关关系（$r=0.263$，$P=0.019$），与肛管松弛率存在负相关关系（$r=-0.386$，$P<0.001$），即患者便秘症状严重与高肛管残余压、低肛管松弛率相关，见表4。

表4　FC患者CSS总分与HR-ARM参数之间的相关系数

HR-ARM参数	CSS总分		HR-ARM参数	CSS总分	
	r	P值		r	P值
肛管静息压	-0.132	0.246	直肠静息压	-0.002	0.984
肛管收缩压	-0.025	0.824	初始感觉阈值	-0.112	0.325
肛管残余压	0.263	0.019	初始便意阈值	-0.048	0.677
肛管松弛率	-0.386	<0.001	急迫便意阈值	-0.045	0.696
直肠推进压	0.200	0.077	最大耐受阈值	0.052	0.652

（五）CSS总分与HR-ARM结果

不同测压结果组间的CSS总分差异无统计学意义（$P>0.05$），见表5。

表5 FC患者CSS总分的HR-ARM结果比较 [$M(P_{25}, P_{75})$]

结果	分类	CSS 总分	U	P 值
排便推进力不足	有	15（11，18）	582.000	0.175
	无	13（10，17）		
不协调性排便	有	13（10，18）	739.000	0.896
	无	13（10，17）		
FDD	有	14（10，18）	425.000	0.096
	无	13（9，14）		
RH	有	16（9，19）	466.000	0.861
	无	13（11，17）		

三、讨论

便秘是一种基于症状的胃肠道疾病，在临床诊疗中，医师往往更关注患者的排便次数，而忽视了个体核心症状的重要性。不同患者对某些症状的主观反应不尽相同，诊断、治疗和评估应以患者的感知和经验为前提。既往关于FC的研究中，大多简单描述便秘的症状及其频率模式，或与便秘型肠易激综合征（irritable bowel syndrome with constipation，IBS-C）的症状进行比较，而较少将症状与肛门直肠测压特征关联起来。本研究中报道的便秘症状与Patimah等对亚洲成年人便秘症状的系统性综述结果基本一致，准确识别核心症状增加了我们对诊断便秘及其亚型的信心。

本研究纳入的病例中，女性患者明显多于男性，这一性别差异被认为与女性妊娠分娩有关，且性激素的周期性波动也有一定的影响。我们探究了不同性别、年龄患者的测压结果，显示其在功能性排便障碍及直肠敏感性降低等方面无明显差异。

既往有研究认为，不同类型的便秘之间存在症状重叠，基于便秘症状群难以确定病理生理亚型。我们注意到，这些研究并没有同时进行肛门直肠测压或BET，诊断患者是否存在排便障碍的依据并不充分。在对患者施行完整检查评估的研究中，Parker等试图使用标准化问题识别排便障碍患者，发现同时具有排便冲动和排便费力时长大于5 min这两种症状的患者有可能患排便障碍。既往报道排便障碍患者所占的比例从45%到77%不等，各项研究的便秘群体不一，个别研究采用的检查项目存在差异。本研究排除了继发因素导致的慢性便秘患者，在FC群体中，利用HR-ARM及BET诊断出75.9%的FDD患者。来我院就诊的多为难治性便秘患者，其排便障碍的患病率高于普通便秘人群。通过细化FC患者便秘症状与HR-ARM参数的比较，我们发现排便费力症状主要与高肛管残余压、低肛管松弛率有关；测得肛管残余压高的患者，需要手法辅助以帮助粪便排出。将其与HR-ARM结果进行分析，提示排便费力的患者不协调性排便的发生率高。我们也注意到，有排便费力症状的患者直肠推进压更高，考虑是为了克服较高的肛管残余压而出现的适应性强化。故而，FC患者的排便费力症状主要与不协调性排便有关，而并非排便推进力不足。

粪便干硬通常与结肠传输时间关联，可能与慢传输型便秘相关。我们的研究聚焦在HR-ARM，发现粪便干硬的患者直肠推进压低于粪便柔软的患者。直肠内压力的升高主要由Valsalva动作产生，通过关闭声门、收缩横膈膜和腹壁肌肉以增加腹盆内压力。除此之外，低振幅的推进性直肠收缩也发挥了一部分作用。当直肠推进力不足时，粪便被积滞在肠道内，一方面，这使得粪便变得干硬、难以排出；另一方面，粪便堆积会扩张直肠，导致直肠壁生物力学特性的改变，扩张的肠壁收缩力降低，更易出现粪便排出不完全。因此，针对粪便干硬的患者，首先应当指导其增加膳食纤维和水分的摄入，辅以药物治疗改善粪便性状，防止病情进一步加重。当症状改善不明显时，可以考虑对结肠传输功能和直肠推进力进行评估。

直肠壁特性的改变、神经传入通路和中枢处理的异常均有可能引起直肠感觉的变化。既往研究多关注便秘中的RH，而我们发现直肠敏感性增高亦与便秘症状相关。本研究结果显示，急迫便意阈值低的患者更多地需要辅助排便，这可能是由于患者有便意时，直肠还未充分充盈。目前广泛认为内脏敏感性异常影响功能性胃肠病的发展，直肠敏感与腹胀、腹痛相关，我们的研究也发现腹胀患者有更低的初始感觉阈值。以往对于内脏高敏感的报道多集中于肠易激综合征，脑-肠轴等神经生理因素、肠道菌群和胃肠道免疫屏障功能都可能参与介导内脏高敏感。在便秘型肠易激综合征患者中，腹部不适的严重程度与焦虑相关，心理因素可能会增强患者对不适症状的感知。鉴于FC与IBS-C症状及相关因素的高度重叠，越来越多的学者认为两者属于同一种疾病谱，加之本研究中直肠敏感性增高的FC患者并不少见，今后的研究应重视FC中的内脏高敏感现象。若患者合并精神心理症状，应尽早行相对应的评估与治疗。

虽然肛门直肠测压广泛应用于便秘患者的诊治，但关于便秘症状的严重程度与ARM参数是否具有相关性，国外尚未有这一方面的报道。国内有研究将便秘患者的肛门直肠动力特征与Knowles-Eccersley-Scott（KESS）便秘症状评分进行相关性比较分析，发现仅量表总分与第一次模拟排便时的直肠肛管压力差呈低度负相关，无法明确解释KESS评分与肛门直肠动力的关系。本研究采用CSS进行评估，结果显示肛管残余压高、肛管松弛率低的患者CSS总分更高，即患者的症状更严重。结合前述排便费力症状主要与不协调性排便有关，表明肛管残余压和肛管松弛率可能可以更好反映便秘的病理生理学异常、评估便秘症状严重程度。这也提示我们，生物反馈治疗的侧重点应为改善矛盾运动，而非过度关注增加直肠推进力。

本研究存在一些不足：研究中没有评估患者的肠道传输功能，不清楚合并慢传输的具体情况。此外，虽然本研究中便秘症状与测压参数具有相关性，但相关系数偏低。这可能是因为本研究是一项单中心研究，来我院就诊的FC患者多为难治性便秘患者，未来值得在更广泛的便秘群体中开展研究与验证。

综上所述，FC患者存在肛门直肠动力和感觉异常，其中直肠高敏感现象同样应引起关注。FC患者的症状以排便费力多见，排便费力症状主要与不协调性排便有关，而非排便推进力不足。肛管残余压高、肛管松弛率低的FC患者表现出更严重的便秘症状，这两个参数可以更好地评估FC病理生理学异常。

参考文献

[1] JAIN M, BAIJAL R, SRINIVAS M, et al. Clinical predictors and gender-wise variations in dyssynergic defecation disorders[J]. Indian J Gastroenterol, 2018, 37(3)：255-260.

[2] 田晓彤,梁春丽,俞华芳,等.肛门直肠测压技术与便秘患者排便障碍症状及分型的相关性研究[J].临床内科杂志,2019,36(3)：178-181.

[3] 俞华芳,梁春丽,卜淑蕊,等.便秘症状与肛门直肠测压和结肠传输试验结果的相关性研究：166例临床分析[J].胃肠病学,2014,19(6)：336-339.

[4] CARRINGTON E V, HEINRICH H, KNOWLES C H, et al. The international anorectal physiology working group (IAPWG) recommendations: Standardized testing protocol and the London classification for disorders of anorectal function[J]. Neurogastroenterol Motil, 2020, 32(1)：e13679.

[5] TANNER S, CHAUDHRY A, GORAYA N, et al. Prevalence and clinical characteristics of dyssynergic defecation and slow transit constipation in patients with chronic constipation[J]. J Clin Med, 2021, 10(9)：20-27.

[6] PATIMAH A W, LEE Y Y, DARIAH M Y. Frequency patterns of core constipation symptoms among the Asian adults: a systematic review[J]. BMC Gastroenterol, 2017, 17(1)：115.

[7] 杨直,吴晨曦,高静,等.中国成年人慢性便秘患病率的Meta分析[J].中国全科医学,2021,24(16)：2092-2097.

徐岚　谢忱　殷民月　陈文杰　著，许春芳　审
（苏州大学附属第一医院消化内科）

精神分裂症患者棕榈酸帕利哌酮注射液中断治疗的相关因素分析

精神分裂症患者的药物治疗依从性较低，1项国内开展的针对精神分裂症患者用药依从性的调查结果显示，患者出院后1年服药依从率仅为57.9%。药物治疗依从性低可增加患者复发风险，加大患者症状控制难度，并对患者的长期功能恢复造成损害。影响药物依从性的因素较多，如疾病因素（自知力的缺乏）、患者因素（患者的社会人口学特征、对药物的态度、物质滥用和病耻感）、治疗因素（药物的疗效和安全性）以及环境因素（医患联盟）等，均可以导致患者用药部分不依从甚至完全不依从，而用药完全不依从的表现形式则是中断药物治疗。由于长效针剂具有注射间隔长、用药频次低和血药浓度持久、平稳等特点，可以有效提高缺乏自知力、缺少家人用药提醒和有强烈病耻感等患者的治疗依从性，减少疾病复发，因而国内外多项指南均推荐用药不依从患者首选长效针剂进行治疗。棕榈酸帕利哌酮注射液（paliperidone palmitate injection）为第2代抗精神病药长效针剂，目前被批准用于成年精神分裂症患者急性期和巩固维持期的治疗。在临床实践中我们发现棕榈酸帕利哌酮注射液可以在疾病早期快速缓解患者的精神症状，同时每月1次的注射频率使得病耻感强烈和服药不规律的患者极大获益。尽管长效针剂可以从疾病因素和患者因素等方面提高患者的治疗依从性，但是长效针剂治疗相关因素（尤其是药物耐受性）对患者治疗依从性的冲击也应被重视。棕榈酸帕利哌酮注射液治疗初期，尤其在注射第3~5针期间患者容易中断治疗。2014年Kroken等的研究结果同样显示，接受长效针剂治疗的患者发生脱落主要集中在急性期治疗阶段。本研究旨在优化长效针剂的治疗方案，重点探讨棕榈酸帕利哌酮注射液治疗患者的治疗初期中断药物注射的原因并寻求相关的处理措施，从而为精神分裂症患者实现长效针剂的持续治疗提供数据支持。

一、对象和方法

（一）对象

本研究为自然状态下的纵向研究，研究对象为2012年6月至2013年10月在苏州大学附属广济医院门诊就诊或住院的精神分裂症患者。

入组标准：① 符合DSM-IV中关于精神分裂症的诊断标准；② 年龄为18~65岁；③ 处于精神分裂症急性发作期，且基线PANSS总分≥70分；④ 受试者或其监护人签署知情同意书。

排除标准：① 怀孕及哺乳期女性；② 有重大躯体疾病患者；③ 有迟发性运动障碍和恶性综合征的患者；④ 有明显的自杀倾向；⑤ 已知对利培酮或帕利哌酮类药物存在过敏反应。

本研究获得苏州大学附属广济医院伦理委员会的批准，伦理编号：2012伦审第（1）号。

（二）方法

1. 基线资料的收集及随访

详细收集患者棕榈酸帕利哌酮注射液治疗前的各项基线数据，包括一般人口学和临床诊疗资料、年龄、性别、病程、发病年龄、既往使用药物等情况。每月通过门诊随访、住院查房和查阅电子病历记录系统以及电话或邮件问询等方式了解患者用药的疗效、安全性、是否继续注射棕榈酸帕利哌酮、是否转至其他医院继续治疗、目前的注射剂量以及合并用药情况。医生通过门诊或住院查房的方式，了解患者各维度症状的变化以及社会功能的改变，同时对患者肌张力、月经周期和心脑血管相关不良事件的反馈进行药物耐受性评价。如果患者存在疗效不佳、不耐受或者其他原因，则与患者及其家属详细沟通后采取合并其他辅助药物治疗或者换用其他抗精神病药。需要在第5周和第52周对患者进行PANSS及安全性的全面评估，但是对于仅能通过电话或邮件问询的患者，医生只能根据患者的描述进行疗效判断和安全性记录。

2. 用药方法

棕榈酸帕利哌酮注射液由西安杨森公司生产，每月注射1次，其使用及注射剂量调整由医生按照临床用药指南及患者的自身情况确定。根据产品说明书，患者在起始治疗首日注射本品150 mg，1周后再次注射100 mg，前2针起始治疗药物的注射部位均为三角肌。从第3针开始，根据患者的耐受情况和（或）疗效，可在75~150 mg范围增加或降低每月的注射剂量，每月1次注射的部位可以为三角肌或臀肌。

3. 合并用药

详细收集患者在棕榈酸帕利哌酮注射液治疗期间合并使用的其他药物，包括镇静催眠药、抗胆碱能药、其他抗精神病药及缓解副反应的药。

4. 评价指标

详细收集患者基线资料，并在注射第3针（即第5周）和研究终点（即第52周）时对患者症状及用药的安全性进行全面评估。患者临床症状的评价指标为PANSS。安全性评价指标则为基线及各访视点所记录的不良事件及严重不良事件。2名经过培训的高年资医生进行PANSS评分，一致性检验Kappa值为0.83。本研究的终点事件为1年内患者拒绝/停止棕榈酸帕利哌酮注射治疗（即中断治疗）。中断治疗的界定标准为自上次注射后6周内未再次注射棕榈酸帕利哌酮，因为按照药物说明书的规定"如果距离前一次给药的时间不到6周，应尽快按照原来的稳定剂量进行注射"；如果患者转至其他医院继续使用棕榈酸帕利哌酮注射液则不能认定为中断治疗。

5. 统计学处理

采用SPSS 19.0软件，连续变量资料采用$\bar{x}\pm s$和中位数表示，分类变量资料采用例数及百分数表示。采用Cox回归的方法分析与长效针剂中断治疗相关的独立风险因素，显著性水平$\alpha=0.05$。将单因素分析中与预后可能相关的各因素（$P<0.2$）引入Cox回归模型进行多因素分析。$P<0.05$为差异有统计学意义。

二、结果

（一）一般资料分析

共纳入156例符合入组标准的精神分裂症患者，其中男性78例、女性78例，平均年龄为（28.8±9.5）岁，平均病程为（5.4±4.9）年，PANSS评分为（96.6±11.5）分。156例患者中64.1%（100/156）的患者坚持长效针剂治疗1年，其中男性56例（56%）、女性44例（44%），平均年龄为（28.0±8.2）岁，平均病程为（5.1±3.3）年，PANSS评分为（95.5±11.3）分。另有49例患者未能坚持用药1年，棕榈酸帕利哌酮注射液中断治疗的主要原因为：疗效不佳（$n=20$），不能耐受的副作用（$n=14$），经济原因（$n=9$），缺乏自知力或对疾病的认识不足，病情好转后自行中断用药（$n=6$）。另有7例患者在第1次访视后失访，无法判断是否中断用药。

（二）药物注射剂量及合并用药分析

第3针的剂量根据患者的实际情况进行选择，其中13例患者第3针剂量为150 mg，108例患者第3针剂量为100 mg，35例患者第3针剂量为75 mg，第3针平均剂量为（98.6±18.7）mg。最后1针剂量情况：5例患者为150 mg，88例患者为100 mg，63例患者为75 mg，最后1针平均剂量为（91.5±16.2）mg。

病程≤3年的63例患者第3针剂量平均为（95.7±16.7）mg，最后1针剂量平均为（89.6±12.5）mg；而病程>3年的93例患者第3针剂量平均为（101.1±19.3）mg，最后1针剂量平均为（92.8±17.4）mg。

合并用药情况：合并使用苯海索26例，镇静催眠药16例（其中治疗失眠4例，治疗兴奋激越8例，治疗静坐不能4例），普萘洛尔5例，盐酸小檗胺1例，阿立哌唑14例，帕利哌酮缓释片6例，具有镇静作用的抗精神病药34例（奥氮平14例，氯氮平6例，喹硫平14例）。其中58例合并使用1种辅助药物，22例合并使用2种辅助药物。

（三）患者维持用药情况及长效针剂中断治疗的单因素分析

1年随访期内，156例患者中100例患者坚持使用棕榈酸帕利哌酮注射液，49例患者中断治疗，另有7例患者失访，1年期维持用药率达64.1%。单因素分析结果显示，性别（$HR=1.918$，$P=0.027$）、治疗初期患者PANSS减分值（$HR=0.954$，$P=0.010$）、第3针剂量（$HR=1.020$，$P=0.002$）、合并普萘洛尔（$HR=3.643$，$P=0.013$）等因素与中断治疗相关，结果见表1。

表1 156例精神分裂症患者用药依从性的单因素分析

项目	95%CI	Wald	df	P值	HR值
性别	1.079~3.411	4.917	1	0.027	1.918
PANSS基线	0.981~1.031	0.198	1	0.656	1.006
PANSS减分值	0.921~0.989	6.629	1	0.010	0.954
第3针剂量	1.007~1.033	9.616	1	0.002	1.020
使用镇静催眠药	0.083~1.401	2.632	1	0.135	0.340
病程	0.986~1.092	1.994	1	0.158	1.037
年龄	0.976~1.039	0.181	1	0.671	1.007
使用普萘洛尔	1.307~10.157	6.106	1	0.013	3.643
阿立哌唑	0.494~5.104	0.601	1	0.438	1.587
镇静作用的抗精神病药	0.399~1.418	0.778	1	0.378	0.752
帕利哌酮	0.210~3.554	0.042	1	0.839	0.863
苯海索	0.426~1.811	0.123	1	0.726	0.879

注：PANSS为阳性和阴性症状量表；df为自由度；HR为风险比；95% CI为95%的可信区间。

1. 患者中断治疗的Cox多因素回归分析

156例患者中，49例患者发生了结局事件（中断治疗），100例坚持用药患者和7例失访患者归为删失组。其中，基线时156例患者，随着治疗时间增加维持治疗人数分别为：1周后为153例，5周后为141例，9周后为129例，13周后为122例，17周后为113例，21周后为110例，25周后为110例，45周后为100例，53周后为100例。将表1中$P<0.2$的因素和各时间点的脱落情况（即时间因素）纳入Cox回归方程，结果显示女性（$HR=2.639$，$P=0.002$）、更高的第3针剂量（$HR=1.031$，$P<0.01$）、更少的急性期PANSS减分值（$HR=0.957$，$P=0.012$）和合并使用普萘洛尔（$HR=0.180$，$P=0.002$）与棕榈酸帕利哌酮注射液中断治疗相关，结果见表2。

表2 156例精神分裂症患者用药依从性的Cox回归分析

项目	95%CI	Wald	df	P值	HR值
性别	1.431~4.867	9.657	1	0.002	2.639
PANSS减分值	0.924~0.990	6.262	1	0.012	0.957
第3针剂量	1.017~1.045	18.442	1	<0.001	1.031
使用镇静催眠药	0.071~1.278	2.626	1	0.104	0.302
病程	0.806~1.405	0.192	1	0.662	1.064
使用普萘洛尔	1.828~16.837	9.153	1	0.002	0.180

注：PANSS为阳性和阴性症状量表；df为自由度；HR为风险比；95% CI为95%的可信区间。

2. 药物耐受性与不良事件

接受棕榈酸帕利哌酮注射液治疗的患者其治疗相关不良事件（treatment-emergent adverse events）总发生率为30.8%（48/156）。最常见的治疗相关不良事件为震颤、催乳素相关不良事件、静坐不能和失眠。其中，须服用抗锥体外系反应药物苯海索的患者比例为16.7%（26/156）。女性催乳素相关不良事件发生率为30.8%（24/78），包括高催乳素血症导致的溢乳和停经等；其中，催乳素相关不良事件自行缓解的患者为10例（10/24，41.7%），合并小剂量阿立哌唑治疗的患者为14例（14/24，58.3%）。在合并使用阿立哌唑治疗的14例患者中，11例患者溢乳、停经等症状明显缓解。此外，局部注射部位总体耐受性良好，未有注射部位红肿、硬结导致的脱落事件。

三、讨 论

精神分裂症是一种以高复发为主要特征的慢性精神类疾病，疾病复发不仅可导致患者脑器质性的改变和治疗应答率的下降，而且严重地损害了患者的社会功能，加重家庭和社会的经济负担。目前，长效针剂已被证实可以提高用药的依从性、减少治疗的中断、提高临床缓解率并显著降低复发率。但是，由于我国精神分裂症患者应用长效针剂治疗的比例较低，许多临床医师对长效抗精神病药的使用经验相对不足，并对长效针剂的用药安全性心存顾虑。我们的研究探讨影响棕榈酸帕利哌酮注射液依从性的主要因素，以期提高长效针剂的合理用药水平。

本研究中共156例患者在临床研究中接受了棕榈酸帕利哌酮注射液治疗，64.1%（100/156）的患者完成了1年的随访观察，该数据高于国内的调查结果，说明长效针剂可以提高患者的用药依从性，减少治疗中断。通过Cox回归分析，我们发现与棕榈酸帕利哌酮注射液中断治疗密切相关的因素，包括性别、第3针剂量、急性期疗效和静坐不能等副反应。在性别方面，女性与中断治疗的风险密切相关，女性中断治疗的风险是男性的2.639倍（$HR=2.639$，$P=0.002$）。究其原因，一方面因为女性不是家庭的主要劳动力和经济来源，家庭对其疾病的重视程度往往不够，也易受经济条件限制而中断用药；另一方面则与女性高催乳素血症导致的溢乳和停经有关，研究过程中溢乳和停经等催乳素相关不良事件发生率为30.8%。通常抗精神病药导致的高催乳素血症在经历上升期后会逐渐平稳甚至有所下降，患者会经历一个逐步耐受的过程。本研究中催乳素相关不良事件自行缓解的患者占41.7%。对于催乳素相关不良事件持续存在的患者，合并使用阿立哌唑是很好的处理方法，因为阿立哌唑对D_2受体有极高的亲和力，同时对D_2受体具有部分激动的药物特性。在D_2受体被过度拮抗的情况下，阿立哌唑可以竞争性地结合结节漏斗区的D_2受体并发挥激动作用，从而降低催乳素水平并缓解溢乳和停经等症状。本研究中14例患者合并使用阿立哌唑，其中11例患者溢乳、停经等症状明显缓解。对于催乳素相关不良事件自行缓解的患者和合并阿立哌唑缓解的患者，我们未检测催乳素的变化情况，这也是本研究的不足之处。

此外，注射第3针时患者的PANSS减分值和第3针的注射剂量也是中断治疗重要的预测因素。本研究显示，注射第3针时患者PANSS评分每减少1分，则中断治疗的风险降低4.3%（$HR=0.957$，$P=0.012$）。因为治疗早期PANSS减分越多说明药物疗效越好或者患者对药物敏感，因而不容易治疗脱落；提示应重视患者早期的症状改善，这不仅可以预示长期的症状改善，而且对治疗的依从性也有重要影响，我们的研究结果与既往的研究结果一致。通过对药物剂量的探索，我们发现第3针的注射剂量越高，患者越容易中断治疗：平均剂量每增加1 mg，中断治疗的风险上升3.1%（$HR=1.031$，$P<0.01$）。其中一部分原因是患者对棕榈酸帕利哌酮注射液的早期疗效不佳，需要加大注射剂以控制丰富的精神症状，但由于患者对药物不敏感因而治疗后期容易脱落；但也有一部分患者存在注射剂量过大引起静坐不能发生的风险增高。需要注意的是，静坐不能的症状与精神分裂症、焦虑症和双相障碍的症状存在相似或重叠之处，这使得药物所致的静坐不能与精神疾病本身的症状的鉴别存在困难，甚至让部分医生误以为是症状恶化而加大药物剂量。对于发生静坐不能的患者，需要充分了解这类患者可能存在的内在躁动不安感，及时进行相应的药物干预。

短期使用苯二氮䓬类药和米氮平可有效改善静坐不能的症状，但本研究中镇静催眠类药物主要用于控制兴奋激越和失眠，而用于缓解静坐不能症状的患者只占1/4，故Cox回归中并未发现镇静催眠药能够影响结局事件的发生。尽管如此，我们的研究进一步发现，使用普萘洛尔的患者中断治疗的风险增加（$HR=0.180$，$P=0.002$），而不合并使用普萘洛尔的患者中断治疗的风险则较低。这是因为使用普萘洛尔的患者其静坐不能副反应明显，而普萘洛尔的抗焦虑作用又不显著，所以患者容易中断治疗。我们的研究结果与关于普萘洛尔的Meta分析的研究结果一致。

本研究有诸多不足之处：在分析关于用药不依从的因素时，纳入分析的因素不够全面；催乳素、雌激素、血液和肝脏生化检查等实验室检查数据不全。此外，患者的随访工作有待进一步加强，通过电话和邮件问询得到的结果可能存在偏倚。

总之，上述结果为我们使用棕榈酸帕利哌酮注射液提供了重要的临床参考价值。由于长效剂型的特点，我们尤其应警惕剂量过大导致的副反应，并采取有效的干预措施才能使患者顺利度过急性期用药阶段，从而更有利其在长期治疗过程中发挥维持治疗和预防复发的作用。

参考文献

[1] 宓为峰,邹连勇,李梓萌,等.精神分裂症患者用药依从性及复发情况的调查[J].中华精神科杂志,2012,45(1):25-28.

[2] HIGASHI K,MEDIC G,LITTLEWOOD K J,et al.Medication adherence in schizophrenia: factors influencing adherence and consequences of nonadherence, a systematic literature review[J].TherAdv Psychopharmacol, 2013,3(4):200-218.

[3] NEWTON R, HUSTIG H, LAKSHMANA R, et al. Practical guidelines on the use of paliperidone palmitate in schizophrenia[J].Curr Med Res Opin, 2012,28(4):559-567.

[4] 赵靖平,施慎逊.中国精神分裂症防治指南(第二版)[M].北京:中华医学电子音像出版社,2015:52-58.

[5] KROKEN R A, KJELBY E, WENTZEL-LARSEN T, et al. Time to discontinuation of antipsychotic drugs in a schizophrenia cohort: influence of current treatment strategies[J].Ther Adv Psychopharmacol,2014,4(6):228-239.

[6] 唐伟,杨馥银,温娜,等.棕榈酸帕利哌酮长效针剂与利培酮治疗首次发病精神分裂症患者的随机对照研究[J].中华精神科杂志,2016,49(2):76-80.

梅其一　陈魁　沈建红　张广亚　杨勇　胡颖萃　著

（苏州大学附属广济医院　苏州市心理卫生中心　苏州市广济医院临床精神科）

彩色腕带在开放病房精神分裂症患者护理风险管理中的应用

　　精神分裂症是一种常见的病因尚未完全阐明的精神病，多起病于青壮年，常有特殊的思维、知觉、情感和行为等方面的障碍和精神活动与环境的不协调，约占我国住院精神病患者的50%。患者由于受精神症状支配、不安心住院等诸多因素影响而常发生危险行为，包括外走、自伤、自杀、伤人、毁物和兴奋或激越等行为，这些危险行为给医护人员的安全及病房管理带来极大的困难和威胁。同时，由于精神科开放病房环境的特殊性，患者较自由，外出活动限制少，能获取危险物品的机会也更大，发生不良事件的可能性也更高，护理风险除具有一般精神科风险的特性外，还具有不可控性、复杂性，并存在于护理工作中的各个环节，风险后果严重。

　　有研究表明，护理安全与患者安全并不是完全不可掌控与防不胜防的，30%~50%的不良事件可以通过预见性护理管理得以避免。风险管理就是一种对现有的和潜在的医疗风险进行识别、评价和处理的管理程序，可以减少医疗风险事件的发生和风险事件对医患的危害及经济损失。另外，也有研究表明，开展风险管理可以提高护理人员的风险意识和抗风险能力，减少不良事件和纠纷的发生，提高患者和家属的满意度。但是风险管理的方法多种多样，且都是对合作性较好的躯体性疾病患者实施。对精神分裂症患者实施有针对性的风险管理，必须要简便、易行、醒目、有效、持久。本研究通过在让开放病房精神分裂症患者佩戴不同风险种类和风险等级的彩色腕带后比较患者的不良事件发生率、患者家属满意度、责任护士一般自我效能感，探索彩色腕带在开放病房精神分裂症患者护理风险管理中的作用。

一、对象与方法

（一）研究对象

　　选取2016年2月至9月在我院苏州市广济医院开放病房住院的精神分裂症患者120例。纳入标准：符合ICD-10精神分裂症的诊断标准；年龄为18~60岁；住院期间有家属陪护；自愿参加，家属知情同意。排除标准：有严重的躯体疾病。剔除标准：研究期间发生严重躯体性疾病转院或死亡者；患者及其家属要求提前出院者。采用随机抽样的方法，将患者按入院先后顺序编号，奇数者为实验组，偶数者为对照组，每组各60例。其中对照组由于家属要求提前出院剔除1例，故实际例数为实验组60例，对照组59例，共119例。

（二）方法

1. 对照组

　　在患者入院后由责任护士和护理组长评估出主要的风险种类和风险等级，在办公室风险提示板上做好标注，患者均佩戴统一的蓝色腕带。在住院过程中，责任护士每天检查腕带佩戴情况，并查看办公室风险提示板上患者存在的风险种类和风险等级并牢记后再进行病情评估。高风险者每天至少三班评估、记录；中风险者至少每天评估1次并记录；低风险者每周评估1次并记录，患者有病情变化时须及时动态评估、记录，同时落实相应的护理措施。

2. 实验组

　　在对照组的基础上，患者在入院时根据责任护士和护理组长评估出的主要风险种类和风险等级，给予佩戴不同风险相对应颜色的腕带：有出走风险者佩戴黄色腕带，有自伤、自杀风险者佩戴黑色腕带，有冲动、伤人风险者佩戴绿色腕带；有藏药风险者佩戴红色腕带；无风险者佩戴粉色腕带；高风险者在腕带上标注"☆"，中风险者在腕带上标注"△"，低风险者在腕带上标注"○"。在住院的过程中，责任护士每天检查腕带佩戴情况并根据不同风险颜色、不同等级图形标注进行有针对性的风险护理评估、记录，高风险者每天至少三班评估、记录，中风险者至少每天评估

1次并记录，低风险者每周评估1次并记录，患者有病情变化时须及时动态评估、记录，同时落实有针对性的护理措施。

（三）评价指标

1. 一般资料调查表

自行设计，包括患者年龄、性别、民族、文化程度等人口学资料，以及住院次数、住院天数等疾病资料。

2. 满意度调查表

由研究者医院设计并统一使用的患者和家属满意度调查表。调查表包含10个条目，第1个条目为是否认识责任护士，选"是"记10分，选"否"记0分；其余9个条目各有3个选项，从满意、一般、不满意分别记10、5、0分。调查表总分为10个条目分数相加，分数越高，表示满意度越好。

3. 一般自我效能感量表

一般自我效能感量表（GSES）涉及个体遇到挫折或困难时的自信心，最早的德文版由德国柏林自由大学的著名临床和健康心理学家Ralf Schwarzer教授和他的同事于1981年编制完成。中文版GSES最早由张建新和Schwarzer于1995年在中国香港的一年级大学生中使用。2001年王才康在中国人群进行验证后被证明有良好的信度和效度。该量表共10个项目，采用Likert 4级评分，对每个项目，被试根据自己的实际情况回答"完全不正确""有点正确""多数正确""完全正确"，分别记1~4分。该量表为单维度量表，只统计总量表分，所有10个项目的得分加起来除以10即为总量表分，得分越高，说明自信心越强。在不同国家的测试中，Cronbach's α系数为0.87，一星期间隔的重测信度为0.83；效度方面，GSES的10个项目和总量表分的相关在0.60和0.77之间。

4. 不良事件发生率统计

不良事件是指在护理过程中发生的，不在计划中、未预计到的或通常不希望发生的事件。此次研究选择了出走事件，冲动、伤人事件，自伤、自杀事件，藏药事件作为统计范围。不良事件发生率=不良性事件发生人数/各组实际人数。

5. 评价方法

实验组的风险种类和风险等级确定由责任护士和护理组长共同用医院统一规定的外走风险量表、自杀风险量表、冲动风险量表进行评定。既往有藏药史、此次发病中有不配合服药者为有藏药风险。不良事件发生数、患者和家属满意度、责任护士一般效能感评定由病区经过专业培训的研究人员收集，研究者不参与数据收集。

（四）统计学分析

采用SPSS 19.0软件，计数资料以率（%）表示，采用χ^2检验，计量资料采用$\bar{x}\pm s$，组间比较采用t检验。$P<0.05$为差异有统计学意义。

二、结果

（一）一般资料比较

两组患者性别、年龄、住院时间的差异均无统计学意义（$P>0.05$），见表1。

表1 两组患者一般资料比较 （$n=119$）

组别	n	性别/例（%）		年龄/岁 ($\bar{x}\pm s$)	住院天数/d ($\bar{x}\pm s$)	住院次数/次 ($\bar{x}\pm s$)
		男	女			
实验组	60	34（56.67）	26（43.33）	33.00±5.30	34.30±3.20	3.03±0.20
对照组	59	35（59.32）	24（40.68）	31.00±7.60	36.30±3.50	2.65±0.82
统计量值		0.006*		0.015**	0.025**	0.020**
P值		0.939		0.994	0.936	0.954

注：*表示χ^2值，**表示t值，$P>0.05$。

（二）不良事件发生率比较

实验组不良事件发生率为3.33%（2/60），对照组不良事件发生率为13.56%（8/59），实验组不良事件发生率低于对照组，差异有统计学意义（$t=7.960$，$P=0.006$），见表2。

表2 两组患者不良事件发生率比较 （$n=119$）

不良事件	实验组（$n=60$）	对照组（$n=59$）	t值	P值
出走	1（1.67）	3（5.08）		
自伤、自杀	0（0.00）	1（1.69）		
冲动、伤人	1（1.67）	2（3.39）		
藏药	0（0.00）	2（3.39）		
合计	2（3.33）*	8（13.56）	7.960	0.006

注：实验组与对照组比较；* 表示 $P<0.01$。

（三）患者和家属满意度比较

实验组与对照组患者满意度分别为（94.02±3.30）、（80.59±4.12），家属满意度分别为（96.45±2.37）、（84.74±6.32），实验组均高于对照组（$P<0.05$），见表3。

（四）两组责任护士一般自我效能感比较

实验组与对照组责任护士一般自我效能感得分分别为（4.02±0.86）分、（3.24±0.53）分，实验组高于对照组（$P<0.05$），见表3。

表3 两组患者、家属满意度及护士一般自我效能感比较（$\bar{x}\pm s$）

组别	n	患者满意度	家属满意度	护士一般自我效能感
实验组	60	94.02±3.30	96.45±2.37	4.02±0.86
对照组	59	80.59±4.12	84.74±6.32	3.24±0.53
χ^2值		7.47	5.23	3.92
P值		0.005	0.02	0.03

三、讨论

（一）彩色腕带成为移动警示标记，提高护士的警觉意识，保障患者安全

本文结果显示，不同风险种类和风险等级的患者佩戴相应不同颜色并标注不同风险等级的腕带，患者不良事件的发生率低于对照组（$P<0.01$）。精神分裂症患者不安全因素多、隐蔽性强，护理风险大，护士处于医疗风险第一线，护理风险贯穿于始终。研究表明，提高护士的风险意识，并在护理过程中积极贯彻"预防为主"的原则，主动加强与患者及家属的沟通，掌握患者的病情，通过积极识别、分析、判断，为医生提供有利信息，并通过积极干预，能使各种潜在的护理风险得到控制，保障患者的安全。研究表明，患者佩戴不同颜色的腕带，护士能直观地看到病房的重点患者，做到重点防范，提高了护士工作的警惕性，是一种将可能发生的风险事件转移到事前预防的超前管理方法，有效地规避了风险。本研究中，根据患者存在的各种不同风险（外走、自伤、自杀、冲动、伤人、藏药），佩戴相应不同颜色的腕带，责任护士在日常的护理工作中，可以简便、正确地识别患者存在的相应风险，避免了因交接不到位、记忆不全而出现的风险评估和防范不到位，使风险交接的连续性得到了保障，时刻提高了护士的警觉意识，并根据患者存在的具体风险种类和风险等级，进行有针对性的、不同等级的护理评估，落实行之有效的预防及护理措施，保障患者安全；即使患者离开病室，到院内其他科室检查或在院内树林活动，由于佩戴了标注风险等级的不同颜色的腕带，其他科室的工作人员也可以一目了然地知晓患者存在的实际风险，提高警觉意识，做好相应的防范护理，减少不良事件的发生，保障患者的安全。

（二）患者和家属参与更积极，提高患者和家属的满意度，构建和谐氛围

本文结果显示，不同风险种类和风险等级的患者佩戴相应不同颜色并标注不同风险等级的腕带，提高了患者和家属的满意度，实验组满意度调查得分高于对照组（$P<0.05$）。精神科由于患者的特殊性，与其他科室相比，引起危险事件发生、医患关系紧张、医疗纠纷的比例较高。患者佩戴着标示不同风险种类和风险等级的腕带，护士风险意识增强，能积极主动地与患者沟通，对各类风险的评估更确切，实施的护理措施针对性更强、更具体，使护理不良事件减少。同时，护士时刻关心患者的生活、安全和体验，护患间情感交流更加顺畅，患者能更好地理解、接受与配合病房的护理管理工作，护患关系更融洽；同时也对患者的家属有指引与警示作用，护士有针对性地对家属进行风险告知和沟通，进行有效的健康教育，使家属愿意自觉遵守并配合，使之共同防范医疗护理风险，降低护理不良事件的发生，利于建立互动协作的良好关系，从而使护理工作得到了家属的充分理解及肯定，构建了和谐的医护氛围。

（三）提高护士工作效率和质量，自我效能感提升，提高工作积极性

本文结果显示，不同风险种类和风险等级的患者佩戴相应不同颜色并标注不同风险等级的腕带，责任护士的一般自我效能感高于对照组（$P<0.05$）。有研究表现，护理工作量和时间分配问题、患者护理方面问题都是精神科护士面对的压力源因子。合理有效安排工作时间，提高工作效率减少差错事故的发生，提高工作质量，可以减轻护士的压力。"标识"是指所有标识图案或文字的总称，而规范、醒目的标识能给人们一个警示信息，使之对此有所反应、有所触动，从而对其思想和行为产生影响。本研究中，护士根据患者佩戴的标注风险等级的不同风险颜色的腕带，可以便捷、正确地识别患者存在的相应风险，积极主动地给予有针对性的护理评估与防范措施，避免了频繁到办公室查看患者存在的风险种类和风险等级，也避免了记忆不全导致的盲目而大范围的评估，以及泛泛无针对性的护理措施，节约了工作时间，提升了工作效率；同时，由于实施了有针对性的防范措施可取得家属的积极配合，对护理风险及不良事件发生的各个环节都能进行积极的干预，避免出现护理工作的薄弱环节及薄弱时间段，使不良事件发生率降低，提高了工作质量，从而提升了护士的自我效能感，使护士更有自信、更愿意积极主动地去完成工作。

本研究表明通过给开放病房精神分裂症患者佩戴标示不同风险种类和风险等级的彩色腕带，可以醒目地提示患者存在的风险种类及相应的风险等级，提高了护士的警觉意识；而且简便、易行，腕带可以跟随患者移动，是一种可移动的风险警示标识，可以在患者所到的院内任何场所，提高所有工作人员的警觉意识，调动一切可用的有效资源，实施有针对性的防范措施，避免不良事件的发生，保证患者及工作人员的安全，提高患者及其家属的满意度，提高护士的自我效能感，是开放病房精神分裂症患者风险管理的一种有效方法。但本研究仅在我院开放病房的精神分裂症患者中开展，未在精神科其他病种中开展，不能代表精神科护理风险管理的总体，日后尚需进一步研究确认。

参考文献

［1］ 沈渔邨.精神病学［M］.5 版.北京:人民卫生出版社,2009:503.

［2］ 杨忠慧.精神分裂症的危险行为分析及护理对策［J］.国际护理学杂志,2013(12):2808-2810.

［3］ 姚敏红,费静霞,文金宁,等.精神科护理风险标准化管理实践［J］.护理管理研究,2013(35):4068-4070.

［4］ 许文华.护理风险管理在神经内科病房中的应用及效果评价［J］.中国实用护理杂志,2012(24):83-84.

［5］ 姚宁,田素英,张蕊.风险管理对提高精神科护理安全的作用与体会［J］.护理管理杂志,2009,9(2):44-45.

［6］ 毕小琴.护理风险管理在头颈肿瘤外科护理管理中的应用［J］.华西口腔医学杂志,2012(2):173-175.

［7］ SCHWARZER R,ARISTI B.Optimistic self-beliefs:Assessment of general perceived self-efficacy in three cultures［J］.World Psychol,1997,3(1/2):177-190.

［8］ ZHANG J X, SCHWARZER R. Measuring optimistic self-beliefs:A Chinese adaptation of the general self-efficacy scale［J］.Psychologia,1995,38(3):174-181.

[9] 王才康,胡中锋,刘勇.一般自我效能感量表的信度和效度研究[J].应用心理学,2001(1):37-40.
[10] 张作记.行为医学量表手册[M].北京:中华医学电子音像出版社,2005:187.
[11] 杨莘,王祥,邵文利,等.335起护理不良事件分析及对策[J].中华护理杂志,2010(2):130-132.

朱萍 季彩芳 刘芹 著
(苏州市广济医院 苏州市心理卫生中心 苏州市精神卫生中心)
[基金项目:苏州市临床重点病种诊疗技术专项(LCZY201515)]

中文版抗抑郁药物依从性量表的信效度研究

中国抑郁症患者逐年增多，抑郁症给家庭和社会带来了沉重的经济负担，药物治疗是目前抑郁症治疗的主要手段。患者药物治疗的依从性对抑郁症的预后有重要影响。目前国内尚无被广泛认可的抗抑郁药物依从性评价工具。比利时学者 Demyttenaere 等研制的抗抑郁药物依从性量表（antidepressants compliance questionnaire，ADCQ）具有较高的信效度，现已被日本、印度等多国学者用来评价抗抑郁药物的服药依从性。本研究旨在评价中文版 ADCQ 的信、效度，为该量表在国内的使用提供参考。

一、对象与方法

（一）研究对象

随机抽样法选取 2016 年 5 月在苏州市广济医院就诊的 210 例抑郁症患者，其中女性 136 例、男性 74 例，年龄为 18~77 岁，平均为（47.2±8.6）岁，18~60 岁有 152 例，60 岁以上有 58 例。文盲 16 例，初中及以下 91 例，高中及以上 103 例。发作次数≤2 次的患者 126 例，2 次以上的 84 例。病程不超过 2 年者有 54 例，2~10 年者有 104 例，10 年以上者有 52 例。

纳入标准：① 符合 DSM-V 抑郁症诊断标准；② 意识清楚，表达顺畅，沟通无障碍；③ 知情同意。

排除标准：① 伴有其他严重心理、精神障碍或严重躯体疾病患者；② 沟通不畅，不愿配合调查者。

（二）方法

1. ADCQ 的准备与授权

2004 年，ADCQ 由比利时鲁汶大学精神科教授研制，用来评价抑郁症患者的服药依从性。该量表含有 33 个条目，包括医患关系认知（维度 1，共 15 条）、自主性维持（维度 2，共 7 条）、对抗抑郁药的积极信念（维度 3，共 8 条）及家人支持（维度 4，共 3 条）等 4 个维度。原版 ADCQ 的 Cronbach α 系数为 0.83，可以解释 44.7% 的患者依从性的变异率。本研究团队通过电子信箱联系原作者 Demyttenaere 授权同意在中国使用 ADCQ。

2. 量表的编译

根据 Beaton 等提出的跨文化改编标准程序完成量表的编译，包括以下内容。① 翻译：由 1 名具有双语能力、母语为汉语的在读医学博士和 1 名具有留学经历的护理学研究生分别对该量表进行翻译。② 翻译合成：研究者与 2 名翻译者共同对翻译后的两份量表进行分析比较，对有争议的部分逐句推敲及协调，采纳最佳表述组合成中文版 ADCQ 初稿。③ 回译：由 1 名具有双语能力、母语为英语的美国籍医学研究生和 1 名教授医学英语的教师对中文版 ADCQ 初稿回译，2 名翻译人员均未接触过原英文版的 ADCQ，形成两份英文翻译版 ADCQ。④ 专家讨论：专家小组成员共 6 名，包括临床医护人员 3 名、临床心理学专家 2 名、统计学专家 1 名。小组成员对中英文版本 ADCQ 进行比对、讨论，根据我国文化背景适当修改，经反复核对，最终确立中文版 ADCQ 的预试验版本。⑤ 预实验：2016 年 5 月在苏州某精神专科医院选择 20 例不同程度的抑郁症患者，年龄为 19~73 岁，其中男性 9 例、女性 11 例，研究者详细询问患者对该量表的接受度和理解能力。专家会议针对综合意见进行讨论修改，最终形成中文版 ADCQ。

3. 信、效度检验

2015 年 5 月，随机抽样法选择就诊的抑郁症患者 210 例为研究对象，对中文版 ADCQ 进行信、效度检验。共发放中文版 ADCQ 225 份，回收有效问卷 210 份，问卷的有效回收率为 93.33%。在完成首次填写量表的对象中随机选取20例患者,于2周后再次填写,计算重测信度。

（三）统计学处理

采用SPSS 19.0统计软件,采用Cronbach α系数、Spearman-Brown半分信度系数和重测信度检测量表的信度。采用内容效度、结构效度（KMO系数）、效标效度检测量表效度,以$P<0.05$或$P<0.01$为差异有统计学意义。

二、结果

（一）量表的信度

本研究显示,中文版ADCQ Cronbach α系数总分为0.912,4个维度的Cronbach α系数为0.502~0.927;Spearman-Brown系数总分为0.887,4个维度的Spearman-Brown系数为0.606~0.896;重测信度的总分0.917,4个维度的重测信度为0.725~0.804。见表1。

表1 中文版ADCQ的信度分析结果

	总分	维度1	维度2	维度3	维度4
Cronbach α系数	0.912	0.927	0.791	0.502	0.700
Spearman-Brown系数	0.887	0.896	0.748	0.606	0.769
重测信度	0.917	0.775	0.783	0.804	0.725

（二）量表的效度

1. 内容效度

经过5名专家对ADCQ各条目内容分别进行评分,各条目的CVI（内容效度指数）值介于0.85~1,全部条目的平均CVI值为0.93。

2. 结构效度

中文版ADCQ结构效度采用因子分析描述,KMO检验值为0.881,Bartlett的球形检验近似χ^2值为3 427.846（$df=528$,$P<0.001$）。KMO>0.5,提示适合进行因子分析。因子分析后各条目分布情况见表2。各因子总累计方差贡献率为51.397%,各公因子（维度）累计方差贡献率见表3。

表2 中文版ADCQ各因子所属变量的旋转因子负荷表

条目序号	维度1	维度2	维度3	维度4	条目序号	维度1	维度2	维度3	维度4
15	0.795	—	—	—	3	—	0.618	—	—
16	0.771	—	—	—	26	—	0.597	—	—
14	0.765	—	—	—	9	—	0.577	—	—
12	0.737	—	—	—	30	—	0.576	—	—
2	0.701	—	—	—	8	—	0.535	—	—
19	0.688	—	—	—	31	—	0.477	—	—
28	0.679	—	—	—	13	—	0.459	—	—
7	0.675	—	—	—	23	—	0.339	—	—
29	0.658	—	—	—	33	—	—	0.755	—
20	0.646	—	—	—	4	—	—	0.691	—
27	0.635	—	—	—	17	—	—	0.679	—
22	0.541	—	—	—	32	—	—	0.665	—
25	0.527	—	—	—	5	—	—	0.657	—
21	0.421	—	—	—	11	—	—	0.407	—
6	—	0.693	—	—	10	—	—	—	0.697
24	—	0.648	—	—	18	—	—	—	0.654
1	—	0.637	—	—					

表 3　中文版 ADCQ 因子旋转后各公因子的累计方差贡献率

维度	特征值	方差百分比/%	累积百分比/%
1	6.835	20.712	20.712
2	4.128	12.510	33.222
3	3.545	10.741	43.963
4	2.453	7.434	51.397

3. 效标效度

研究对象在填写中文版 ADCQ 的同时填写了各科通用的服药依从性量表，研究者以 MORISKY 量表为基准，与中文版 ADCQ 进行比较，发现两者呈负相关（$r=-0.340$，$P<0.001$）。

三、讨论

（一）信度分析

信度反映研究工具测量结果的精确性、稳定性和一致性，即测量结果是否反映受试者一贯的、稳定的特征。常用的信度指标有重测信度（test-retest reliability）、折半信度（split-half reliability）和 Cronbach α 系数。通常信度指标>0.65 才有意义，且系数越大，表明量表的信度越好。本研究显示，中文版 ADCQ 总体及维度 1、2、4 的 Cronbach α 系数为 0.912、0.927、0.791、0.700。量表 4 个维度的 Spearman-Brown 系数值分别为 0.896、0.748、0.606、0.769。4 个维度的重测信度为 0.775、0.783、0.804、0.725，提示中文版 ADCQ 具有较满意的信度。但本研究也发现，维度 3 的 Cronbach α 系数仅为 0.502，虽高于日本的研究结果 0.38，但仍低于原始量表的 0.75。这可能与维度 3 的部分表述尚不能非常贴切地反映本维度的内涵有关，需要后期进一步修改语句或增列题项进行修正。

（二）效度分析

效度是指研究工具能够准确评估所要测量事物特征的程度，包括内容效度、结构效度、效标效度等。

（1）内容效度是相关专家根据理论基础及实际经验，对研究工具能否反映所要测量的指标、是否包含足够的项目、内容分配比例是否恰当所做出的评判。CVI 是内容效度的量化指标，CVI 取值范围介于 0~1，取值越高，表示该条目代表性越好。中文版 ADCQ 经过 5 位专家对各条目与所测量指标之间相关程度的共同评定，得出所有条目总 CVI 值为 0.930，各条目 CVI 值介于 0.85~1，显示中文版 ADCQ 具有良好的内容效度。

（2）结构效度显示量表测定的内容反映所要测定的理论结构或特征的程度，常用因子分析检验结构效度。通常公因子的累计方差贡献率在 40% 以上，各条目在其中的一个公因子上的载荷量>0.4，而在其他公因子上的载荷量较低时即表示量表具有较好的结构效度。本研究通过因子分析，提取了 4 个公因子，得到的累计方差贡献率为 51.397%，除条目 23 因子得分（0.339）较低外，其余各条目的载荷量为 0.407~0.795，提示该量表具有较理想的结构效度。条目 23 的因子得分未达满意程度可能是我国与其他国家患者文化背景存在差异，需要在以后的实际运用中进一步修正。

（3）效标效度是指新开发的研究工具与作为基准的已有的测量工具测量事物特征的一致性的程度。本研究以在抑郁症患者中常用的各科通用的 MORISKY 服药依从性评价量表作为参照，研究其效标效度。本研究发现中文版 ADCQ 与 MORISKY 量表具有相关性，这与国内其他学者的研究结果近似，分析其原因，可能是 MORISKY 量表反映的是任何患病人群非特定药物使用的依从性，而中文版 ADCQ 针对的是特定抑郁症患者人群，且具有更强的针对性，说明更适用于抑郁症患者的药物依从性评价。

综上所述，服药依从性是影响抗抑郁药物治疗疗效的重要因素。医患关系、患者自主性、对抗抑郁药物的积极信念和家人的支持是决定服药依从性的主要影响因素。对这些因素的评估可以反映患者的服药依从性概况。目前，国内尚无专门评估抑郁症患者服药依从性的工具，这给临床工作带来了很大的不便。本研究对比利时学者研制的 ADCQ 进行汉化，并对中文版 ADCQ 进行信、效度检测。研究结果显示，中文版 ADCQ 语言简洁、易于理解，符合国人的文化背景，可用于国内抑郁症患者的服药依从性评价。当然，在今后的研究中尚须扩大样本选择层面，增加样本例数，对量表中个别条目内容也须进一步佐证。

参考文献

[1] HOU Z, JIANG W, YIN Y, et al. The current situation on major depressive disorder in China: Research on mechanisms and clinical practice[J]. Neurosci Bull, 2016, 32(4): 389-397.

[2] ZHANG L, CHEN Y, YUE L, et al. Medication use patterns health care resource utilization and economic burden for patients with major depressive disorder in Beijing People's Republic of China[J]. Neuropsychiatr Dis Treat, 2016(12): 941-949.

[3] KIM-ROMO D N, RASCATI K L, RICHARDS K M, et al. Medication adherence and persistence in patients with severe major depressive disorder with psychotic features: Anti-depressant and second-generation anti-psychotic therapy versus antidepressant monotherapy[J]. Manag Care Spec Pharm, 2016, 22(5): 588-596.

[4] MONTANO C B. Tactics to improve adherence in depressed primary care patients[J]. J Clin Psychiatry, 2016, 77(4): 472.

[5] KESSING L V, HANSEN H V, DEMYTTENAERE K, et al. Depressive and bipolar disorders: Patients' attitudes and beliefs towards depression and antidepressants[J]. Psychol Med, 2005, 35(8): 1205-1213.

[6] SERNA M C, REAL J, CRUZ I, et al. Monitoring patients on chronic treatment with antidepressants between 2003 and 2011: Analysis of factors associated with compliance[J]. BMC Public Health, 2015(15): 1184.

[7] 林燕平,邱金花,林宁,等.护士交接班评估量表的汉化及信效度检测[J].中华护理杂志,2015,50(4):404-407.

[8] 雷玮,钱晓路,孙晓春.中文版波士顿腕管量表的信效度研究[J].解放军护理杂志,2016,33(8):39-42.

[9] 鲍丽杰,胡振宏,肖建伟,等.Morisky 问卷测量重症抑郁患者服药依从性的信效度分析[J].临床精神医学杂志,2014,24(6):380-382.

孔凡贞　赵惠英　汤臻　顾云芬　季彩芳　著，钮美娥　审
（苏州大学护理学院　苏州大学附属第一医院护理部　苏州市广济医院护理部　苏州大学附属广济医院　苏州市心理卫生中心　苏州市广济医院临床心理科）

［基金项目：苏州市科教兴卫青年科技项目（KJXW2015033），苏州市科技支撑计划（SS20143）］

非酒精性脂肪性肝病与抑郁障碍的相关性研究

一、非酒精性脂肪性肝病

非酒精性脂肪性肝病（non-alcoholic fatty liver disease，NAFLD）是以除酒精及其他明确的肝损伤因素外，肝细胞内脂肪过度沉积为主要变化的一类病理综合征。近年来，由于我国饮食结构及生活方式发生了较大改变，NAFLD、肥胖及2型糖尿病的发病率在我国呈现出明显的增长趋势。在西方发达国家中，NAFLD已经成为慢性肝病中最常见的疾病之一。NAFLD是一系列慢性疾病，包括非酒精性单纯性肝脂肪变（non-alcoholic fatty liver，NAFL）、非酒精性脂肪性肝炎（non-alcoholic steatohepatitis，NASH）、肝硬化以及肝癌。目前，NAFLD被认为是一种良性疾病，大部分患者无明显症状，多数表现为乏力、消化不良等非特异症状。目前，其发病机制仍不明确，"多重打击"学说中，提出以炎性反应、肝脏细胞损伤、胰岛素抵抗、细胞因子失衡等多重因素描述其发病过程。大量研究表明，NAFLD与代谢综合征、2型糖尿病及肥胖等代谢异常疾病密切相关，也有研究将NAFLD列为代谢综合征的肝脏表现。在针对NAFLD患者的生活习惯与饮食研究的调查中发现，NAFLD患者更倾向摄入含高糖与高脂肪成分的食物，这些成分除了加重肝脏细胞的脂肪沉积外，也会通过直接作用于肠道产生影响，包括影响肠道黏膜屏障完整性，增加肠道黏膜屏障通透性，以及导致肠道菌群的紊乱。有文献提出，肠道微生物是抑郁症等情绪障碍重要的病理生理组分，通过肠-脑轴的双向调节途径，以肠道菌群代谢产物、神经递质等对大脑活动或行为进行调控。因此，NAFLD患者有更高的风险发生中枢神经系统疾病与情绪障碍。有研究指出，NAFLD与抑郁症的发病具有密切的联系，两者都具有肥胖、2型糖尿病等共同危险因素。在针对NAFLD患者抑郁状态的一项调查研究中显示，大部分NAFLD患者存在着不同程度的抑郁状态。而在抑郁症发病的风险分析中，NAFLD与糖尿病、高体重指数、其他慢性疾病都是重要的危险因素。本文通过对NAFLD与抑郁症疾病的相关研究现状、发病机制及治疗方面进行综述，更全面地了解NAFLD与抑郁症之间的相关性，进一步提高对两者的认识。

二、NAFLD与抑郁症的相关性研究

抑郁障碍是一种常见的精神疾病，通常伴随着认知障碍、自主神经功能失调乃至躯体症状，已经成为影响全球数十亿人口各年龄段人群的重要疾病之一。其主要以持续的心境低落为显著特点，并伴随思维迟缓、认知功能损害、意志活动减退、躯体症状乃至自杀风险的一类疾病谱系，目前该病发生病因尚不明确，但有研究提出，该病可能与神经元细胞的凋亡、神经递质传导的紊乱、线粒体功能异常、细胞炎性状态以及胰岛素抵抗有关。研究证实，对患者进行胰岛素增敏治疗后，患者抑郁状态具有明显改善。调查显示，NAFLD患者中超过30%患有重度抑郁发作，该比例远高于一般人群。抑郁障碍的NAFLD患者肝酶水平比不伴有抑郁症状的患者水平更高。一项来自美国的临床研究发现，抑郁症与肝脏炎性指标密切相关，表明抑郁症在NAFLD的发病与进展过程中起作用。而另一项针对NAFLD患者的脑容量变化的研究中，NAFLD患者相对于健康人群脑白质与脑灰质的容量明显降低，并伴有侧脑室容量增加，这与抑郁障碍的大脑结构改变相类似，证实在NAFLD人群中发生抑郁障碍的风险更高。在大鼠的动物模型中，观察到NASH大鼠在行为上更倾向于逃避，这种行为也表明大鼠受到抑郁情绪的影响。美国的一项人群调查中，NAFLD患者与非NAFLD者相比，高龄、合并慢性疾病如高血压、糖尿病等的个体更容易患有抑郁障碍，也证实NAFLD是抑郁发作的独立危险因素。因此，有研究者提出，在患者初诊NAFLD时，应该关注其精神状态，如进行精神量表评估，将精神状态作为综合诊治的重要部分。另外值得关注的是，抑郁障碍的NAFLD患者在进行治疗时，治疗效果明显弱于非抑郁症患者。例如在一项针对258名的NAFLD患者进行

48周的生活习惯改善疗法中，32名抑郁障碍患者的反馈效果明显低于非抑郁NAFLD患者。这也表明，在抑郁状态治疗NAFLD时，应采取多样化的诊疗方式，并更加关注该类患者的治疗效果与反馈。目前越来越多的研究者认为抑郁障碍已经成为NAFLD较为常见的共病之一，抑或二者之间存在着紧密的双向影响，这或许和二者存在着多种共同危险因素相关。

三、NAFLD与抑郁症的相关机制

越来越多的专家意识到，随着精神疾病发病率日益增高，其发病常合并其他慢性疾病或同时有躯体症状存在。这种现象可能是由于某种疾病作为危险因素作用在其他疾病的发病过程中，也可能是由于多种疾病在病理生理机制中具有共同作用。近年来针对NAFLD与身心障碍（如抑郁症、焦虑及心理应激）的研究中，明确了二者之间存在着正相关联系，因此有学者提出多种假说来明确其潜在的发病机制。在NAFLD与抑郁障碍的发病过程中，二者具有多种类似的危险因素如生活习惯和环境因素等，并且其发病机制中都存在着炎性状态、氧化应激反应、线粒体功能失调等病理过程。目前，下丘脑-垂体-肾上腺轴的激素调节、免疫系统细胞因子调节、肠道菌群等为主要研究热点。

（一）糖皮质激素与下丘脑-垂体-肾上腺轴

下丘脑-垂体-肾上腺轴与糖皮质激素通过调节体内多种神经递质和细胞因子作用在多种信号通路，可以直接影响神经递质5-羟色胺的合成，从而影响神经系统并导致抑郁症的发生。糖皮质激素可以导致大脑海马体的神经干细胞和神经前体细胞凋亡，抑制大脑内脑源性神经营养分子加重抑郁状态。而糖皮质激素在NAFLD的致病过程中，通过作用各种通路导致机体胰岛素抵抗，使肝内细胞脂质沉积增多，从而导致肝脏脂肪变，且糖皮质激素可以使体内游离脂肪酸水平增高，继而导致体内活性氧浓度上升，和其他各类细胞因子与炎性因子共同作用导致肝脏细胞的炎性状态与细胞坏死，加重NAFLD的疾病程度。另有研究报道，低落或负性情绪可以直接影响下丘脑-垂体-肾上腺轴，促进机体炎性状态，加重各种与炎性反应相关的疾病，如NAFLD、风湿性关节炎、溃疡性结肠炎与克罗恩病等。同时，这类疾病使机体处在免疫失调以及全身脏器功能受损的情况中，使其更容易发生抑郁倾向。

（二）肠道功能与肠道菌群

人体肠道菌群由超过数万种不同细菌组成，数量庞大且种类丰富，同时也存在着真菌及部分病毒，共同组成肠道中稳定的微生物环境，其在机体的消化吸收、营养代谢、免疫调节中不可或缺。目前，肠道功能与肠道菌群被认为是连接肝脏与大脑的重要枢纽，肠道菌群被认为是调节机体稳态的一种生理环境因素，其作用与多种慢性神经系统疾病相关，如帕金森病、精神分裂症、慢性心理应激等。研究提出，肠道菌群在抑郁障碍的病理生理机制中至关重要。肠道菌群主要通过肠-脑轴双向调节途径对大脑行为及肠道活动、肠道菌群活动进行调控，因此也有学者提出"微生物-肠-脑轴"这一概念。在肠-脑双向调节系统中，主要通过神经调节、内分泌调节与免疫调节的方式，将大脑活动与胃肠道功能连接起来。在神经调节方式中，感觉神经元可以直接作用于肠道肌纤维细胞，影响肠道运动。肠道中的食物成分与微生物代谢产物也可通过迷走神经影响大脑活动、激素水平、机体认知功能、情绪与心理应激状态。肠道菌群也可以通过下丘脑-垂体-肾上腺轴影响神经递质的浓度来促使抑郁症的发生。文献指出，肠道菌群在抑郁症人群中的主要病理特点是其代谢产物导致的免疫介导的炎性反应。肠道菌群紊乱导致肠道黏膜功能失调、黏膜通透性增加，使体内细菌相关的脂多糖浓度和Toll样受体增多。Toll样受体广泛存在于细胞中并参与介导炎性反应，肠道菌群通过影响肠道嗜铬细胞中色氨酸合成5-羟色胺途径，通过迷走神经释放神经信号，触发机体抑郁状态。抑郁障碍患者的肠道菌群种类呈现出更加广泛的多样化，但双歧杆菌与乳酸菌的数量明显降低。肠道和肝脏之间通过肠-肝轴进行双向作用和调节，肠道菌群微生物作为连接肝脏和大脑器官的共同部分，在肠道微环境异常时机体更易合并出现肝功能及大脑活动异常。肠道菌群作为肠道功

能的重要组分之一,当肠道菌群紊乱时,肠道黏膜屏障功能受损、通透性增加,导致脂肪在肝脏的沉积增多,同时菌源性产物会导致肝脏炎性状态和肝脏脂肪细胞变性,加重脂肪肝的发生。动物与临床研究表明,生活习惯的改变(例如低纤维饮食)可影响菌群稳态,造成门静脉及体循环中内毒素增多,引起炎性反应导致肝脏功能和精神状态异常。因此,肠道菌群不仅与肝脏器官的各类代谢路径相关,也与多种精神异常如焦虑、慢性心理应激、抑郁障碍等疾病相关。调整肠道菌群,改善肠道微生物环境,也将成为治疗此类患者生理与精神异常的突破点。

（三）炎性反应与细胞因子

NAFLD 与抑郁障碍的发病机制存在共同的病理生理通路,其中炎性反应与细胞因子异常与二者发病密切相关。研究表明,抑郁障碍患者的体内氧化应激水平明显增加,外周中的肿瘤坏死因子α（TNF-α）和白细胞介素-6（IL-6）的水平明显增高。多数脂肪肝患者存在肥胖,巨噬细胞吞噬白色脂肪后会产生炎性因子,导致机体出现慢性炎性状态。由肥胖导致机体炎性状态与过量的游离脂肪酸会引起胰岛素抵抗,加重 NAFLD 的发病和进展。在动物实验中,也证实肥胖动物的大脑内炎性因子水平明显增高。脑内炎性状态也与下丘脑-垂体-肾上腺轴的过度激活有关,促使抑郁障碍的发生。同时,炎性因子和氨基酸途径代谢的细菌产物会导致血-脑屏障的损伤,进一步引起神经系统炎症。

四、NAFLD 与抑郁障碍的防治与治疗

（一）非药物治疗

在 NAFLD 与抑郁障碍的治疗指南中,非药物治疗是重要的治疗措施。对于 NAFLD 患者,加强其生活方式和饮食习惯的管理,改善睡眠以及合理运动都对患者病情改善具有积极的作用。针对抑郁障碍患者的心理干预,生活环境的改善以及家庭及人际关系的调整也是促进疾病缓解的重要手段。肠道菌群的调整也被认为对 NAFLD 及抑郁障碍都具有部分疗效。其中,高纤维饮食人群的肠道菌群中乳酸菌和双歧杆菌的数量更多,而抑郁障碍患者也可摄入富含抗氧化物质较多的食物如豆类、茶叶、鲜果和蜂蜜等来保护中枢神经系统。益生菌也作为许多精神疾病医生的治疗抑郁障碍的方式之一。有研究称益生菌对 NAFLD 的患者有明显的改善,服用益生菌 3 个月后,NAFLD 患者的甘油三酯、肝酶水平明显降低。在利用益生菌治疗抑郁症过程中,研究者发现益生菌有明显地减轻抑郁症状的作用。

（二）药物治疗

针对 NAFLD 共病抑郁障碍的患者,目前临床实践中多采用护肝利胆、抗焦虑抗抑郁以及对躯体化症状的支持治疗。但多种类药物共服会造成更多的药物副作用,因此越来越多的研究着眼于脂肪肝共病抑郁障碍患者的药物治疗。

有观点认为胰岛素抵抗是药物治疗的突破点。目前针对胰岛素增敏的药物——PPAR 激动剂,在治疗肝脏疾病的同时可以有效的预防脑萎缩、神经变性以及大脑活动等,其在胰岛素通路中可以激活相关基因表达,促进肝脏及中枢神经通路的抗氧化作用。吡啶甲酸铬是一种有机铬制剂,铬作为一种人体微量矿物质元素,在胰岛素调节、蛋白质及脂质代谢中具有有益作用。在降低胰岛素抵抗之外,还可以增加高密度脂蛋白水平、降低低密度脂蛋白水平,通过对血脂的调控治疗 NAFLD,同时,该药还可以提高老年患者的认知及学习能力,对抑郁症的治疗起到间接作用。

中药制剂对 NAFLD 共病抑郁障碍患者的躯体化症状及情绪改善也有积极作用。有文献报道,舒肝解郁胶囊联合熊去氧胆酸,对于 NAFLD 特别是伴随躯体化症状的患者具有显著的抑郁情绪缓解疗效。二红降脂汤有治疗气滞抑郁的功效,研究报道证实其能够降低血清转氨酶,改善肝功能,降低血脂水平以及减轻氧化应激反应过程。姜黄作为较为常见的中药,其主要成分姜黄素具有调节血脂,抗抑郁等生物活性。研究提到,姜黄素通过调节 5-HT 受体与 AC-cAMP 通路调节抑郁行为,改善中枢胺类神经递质水平、受体数量发挥抗抑郁作用,并且作用于肝脏脂类代谢与果糖代谢途

径，减轻肝脏脂肪沉积，从而减轻脂肪肝的发生。

五、小结

抑郁障碍是NAFLD患者较为多发的一类身心健康疾病，目前针对NAFLD及抑郁障碍的发病机制尚未完全阐明，但二者证实在病理生理通路中有多种共同机制，激素调节、免疫细胞因子与肠道菌群都是重要的部分。针对NAFLD共病抑郁障碍的治疗目前多采取生活习惯干预、肠道菌群调整以及针对病因的药物治疗，但仍需在明确发病机制的同时继续丰富多种治疗手段，为临床疾病防治提供切实可行的途径。

参考文献

[1] FANG Y L, CHEN H, WANG C L, et al. Pathogenesis of non-alcoholic fatty liver disease in children and adolescence: From "two hit theory" to "multiple hit model"[J]. World J Gastroenterol, 2018, 24(27): 2974-2983.

[2] GODOY-MATOS A F, SILVA J W, VALERIO C M. Nafld as a continuum: from obesity to metabolic syndrome and diabetes[J]. Diabetol Metab Syndr, 2020, 12: 60.

[3] DOTSON V M, MCCLINTOCK S M, VERHAEGHEN P, et al. Depression and cognitive control across the lifespan: a systematic review and meta-analysis[J]. Neuropsychol Rev, 2020, 30(4): 461-476.

[4] ESTRADA L D, AHUMADA P, CABRERA D, et al. Liver dysfunction as a novel player in Alzheimer's progression: Looking Outside the Brain[J]. Front Aging Neurosci, 2019(11): 174.

[5] MOUSSAVI S, CHATTERJI S, VERDES E, et al. Depression, chronic diseases, and decrements in health: results from the World Health Surveys[J]. Lancet, 2007(370): 851-858.

[6] LIU Y Z, WANG Y X, JIANG C L. Inflammation: The common pathway of stress-related diseases[J]. Front Hum Neurosci, 2017(11): 316.

[7] 张玉波,孙燕,李佳桂,等.舒肝解郁胶囊联合熊去氧胆酸对非酒精性单纯性脂肪肝伴躯体化症状患者的影响[J].河北中医,2019,41(8):1218-1220.

[8] 谢蓉.林丹教授学术思想与经验总结及二红降脂汤治疗脂肪肝的实验研究[D].广州:广州中医药大学,2016.

[9] 栗俞程.姜黄素干预代谢综合征和抑郁症的新机制研究[D].南京:南京大学,2010.

刘璐　殷民月　高静雯　屈舒婷　刘晓琳　著，许春芳　审
（苏州大学附属第一医院消化内科）

基于过程控制理论的导医服务质量提升措施研究

一、导医的作用

服务质量是医院的生命线,一所医院要得到更多患者的认可和信赖,必须从各个角度、各个环节提升服务质量。导医是医疗机构的重要岗位,其服务质量直接影响着医院的整体形象。具体来说,导医的作用主要包括以下几个方面。

(一)"窗口"和"形象"作用

导医是医院的"窗口",热情礼貌、文明周到的导医服务让患者产生亲切感。患者来院就诊后,导医和蔼可亲的态度,代表全体医护人员文明礼貌的职业形象,在一定程度上反映了医院的医德医风、医疗服务质量,可以赢得就诊患者的认可和信赖。

(二)分诊和咨询作用

医院规模较大,分科较细,尤其是初诊患者难以准确快速地选择和找到就诊科室,因此需要导医根据患者的咨询为就诊患者介绍专家,指引患者"去应该去的地方",节约了患者的就诊和等待时间,提高了就医效率,从而在一定程度上解决"看病难""看病慢"的问题。

(三)宣传和健康教育作用

就诊人员来源广、需求多,健康咨询、卫生教育已成为导医服务的重要内容。导医还需要根据患者的病情或者多发病、常见病,适时对就诊人员进行健康教育,耐心地解答患者提出的各种问题,包括服药、饮食、休息、运动、自我护理等,从而进一步满足来诊人员的多样化需求。同时,导医在热情接待患者的同时,还负责积极宣传医院的基本情况,如名人名医、各科特色、医疗水平等,即通过发挥"公关"作用,让患者进一步了解医院的特色和优势。

二、影响导医服务的关键因素

(一)服务理念

设立导医这个岗位的初衷就是进一步提高就诊患者对医院的满意度,因此导医的宗旨应"以患者为中心,以真情换理解,以微笑亮窗口,以服务赢声誉",时刻做到尊重患者、理解患者和服务患者。

(二)专业素质

初诊患者往往不了解自己的病情属于哪个科室负责,因此需要导医掌握一定的医学知识,能够根据就诊患者的叙述和病情表现迅速判断其应该到哪个科室就诊。

(三)外部形象

导医直接代表着医院的形象,因此需要注重外部形象,服装要整洁,站姿要规范,整体上做到美而不艳、大方得体,将"空姐式"的形象全方位融入服务中。

(四)沟通技巧

沟通是人和人的交流,是相互间传递信息的过程,也就是利用语言、非语言等行为相互传达各自的观点、情感等。对于导医来说,既要注重语言沟通技巧,根据就诊患者的多样化特征做到因人而异、通俗易懂,又要注重运用非语言沟通技巧,合理运用肢体交流、眼神交流等技巧,进一步提高沟通效果。

(五)心理素质

导医需要具有强大的心理素质,时刻做到不慌、不乱、不急。例如,遇到就诊患者犹豫不决时通过察言观色适时介入,当好参谋;当就诊患者发脾气无端指责时克制情绪,耐心疏导;遇到不懂的问题时保持冷静,及时应变。

三、基于过程控制理论提高导医服务质量的具体对策

从总体上来说，过程控制主要包括对事前、事中和事后三个阶段进行有效控制。具体来说，在事前阶段首先对导医的言行举止进行规范，在事前和事中阶段加强教育和培训以及监督和考核，在事后阶段进行评估和激励。

（一）规范言行举止

标准化、规范化是现代服务业的最终趋势。开展服务标准化、规范化工作，有利于提高服务质量，有利于提高整体形象，有利于增强企业核心竞争力。例如，人们之所以对"空姐服务"印象特别深刻，其中很重要的原因就是空姐服务已标准化和规范化。从根本上来说，导医的主要职责就是为就诊患者提供服务，因此有必要对其言行举止进行规范。

1. 对职业形象进行规范

职业形象主要包括服装、头饰、妆容等，例如，服装整体要端庄，衣服、裤子和鞋子的颜色要搭配，要化淡妆，做到"艳而不骄"、恰到好处。

2. 对形态进行规范

形态主要包括站姿、坐姿、行姿以及肢体语言等，例如，站立时挺胸收腹，双脚呈"丁"字步，双手交叉放于小腹左侧位，例如行走时挺胸收腹，两眼自然平视前方，双手自然下垂。

3. 对接待礼仪进行规范

接待礼仪主要包括表情、语言以及其他基本礼仪，例如，要时刻面带微笑，使用文明用语，例如接电话时要在铃声响三声后再接起电话。

（二）加强教育和培训

人非圣贤，任何人都不可能生来就"什么都会"，教育和培训是提高导医综合素质的基本手段。要进一步提高导医服务质量，有必要建立健全常态化教育培训机制。

1. 丰富培训内容

如前文所述，影响导医服务质量的因素主要包括服务理念、专业素质、外部形象、沟通技巧和心理素质等，因此对于导医的教育和培训，应涵盖理想信念教育、医学专业知识培训、礼节礼仪和沟通技巧培训以及心理教育等内容。

2. 拓展培训形式

要积极拓展教育培训形式，积极采取"请进来"和"走出去"相结合的方式，一方面可以邀请其他医院优秀代表、高校专家等到医院内部进行授课或帮带，另一方面可以积极组织人员到其他医院、高校、社会培训机构进行外部培训。同时，要摒弃"灌输式"教育形式，积极采取以案促改、心得交流、现场观摩等形式，不断丰富教育和培训形式，进一步提高教育培训的趣味性和吸引力。

3. 注重培训管理

对于教育培训活动，既要做到重"形"，又要做到重"效"，而加强过程管理是提高教育培训效果的重要手段。在制订教育培训计划时，要针对前期导医服务中存在的问题以及就诊患者的具体诉求；在实施教育培训过程中，要对学员参训情况进行常态化监督和管控；在教育培训结束后，要督促和指导学员将所学知识转化为具体行动。

（三）强化绩效考核和激励

健全的绩效考核和激励体系，有利于促进个人绩效和组织绩效的共同提升，有利于营造和谐稳定的工作氛围，有利于提高导医对医院的责任感和归属感，有利于调动导医为医院积极做贡献的主动性和创造性。因此，要进一步提高导医服务质量，有必要进一步建立健全绩效考核和激励机制。

1. 建立健全绩效考核体系

从总体上来看，绩效考核体系分为五个环节，分别是考核计划制定、组织与实施、绩效考核与评估、绩效改进和绩效结果应用。因此在建立健全绩效考核体系时，需要成立专门的组织机构，强

化组织与领导，从多个方面、多个环节对导医工作情况进行全方位考核和监督，同时根据考核结果督促和指导导医有针对性地采取整改措施，从而不断提高导医服务质量。

2. 建立健全激励体系

对于导医这个岗位来说，需要面对形形色色的人群，任务多，责任重，压力大，因此更加需要采取多形式激励手段。首先，要注重物质激励。要对服务质量高、群众评价好的导医，要在薪金薪酬、职务职级晋升方面给予一定的奖励，从而提高导医的工作积极性。

3. 要注重精神激励

积极开展星级评比等活动，对于表现突出的导医通过表扬表彰等方式给予精神激励，从而进一步激发导医的上进心。

4. 要注重情感激励

各级领导要经常深入一线，及时了解导医的思想动态和心理健康情况，耐心听取导医的倾诉，对其不良情绪给予适当的疏导。

四、结语

导医是就诊患者进入医院后接触到的"第一人"，导医的言行举止直接影响着就诊患者对医院的"第一印象"。只有"第一印象"好，就诊患者才会进一步接受其他服务，下次就诊时才会倾向选择同一所医院。因此，医院要在激烈的市场竞争中保持长久活力，必须从事前、事中和事后等各个环节，积极采取措施不断提高导医服务质量。

参考文献

[1] 贺丽霞.专业培训及健康教育提高导诊护士综合素质的策略探究[J].卫生职业教育,2020,38(9):146-148.

[2] 陈淑娴.导诊护士与病人的沟通技巧[J].健康之路,2017(7):193.

[3] 许小红,杨晖.门诊导诊护士服务规范化管理的探讨[J].健康大视野,2018(19):283-284.

[4] 扈邑.影响门诊导医服务质量原因分析及对策[J].健康大视野,2021(2):248.

[5] 郭斌.全程导医服务在门诊管理中的应用[J].中医药管理,2020,28(14):227-228.

贾东红　著
（苏州大学附属独墅湖医院门急诊服务中心）

癔球症的研究进展

一、癔球症的定义及流行病学分析

癔球症是指咽喉部持续或间断性有非疼痛性哽咽感或异物感，症状通常位于甲状软骨和胸骨柄凹之间的中线部位。该症状在餐间尤为明显，吞咽时可不出现，亦可有所缓解。

据调查研究显示，癔球症发病率高，每年约有46%的健康人群经历过此症状，而大多数人常常选择到耳鼻喉科门诊就诊，人数可达其门诊总量的4%。癔球症更多见于中年人以及城市人群，这可能与生活压力或环境相关。男女患病率相似，但就诊人群中，女性占比明显高于男性。

癔球症是良性病程，但容易慢性化，约有75%的患者症状持续3年以上，而近50%的患者可长达7年以上。

二、癔球症的病理生理学特点

目前共识认为，癔球症发病是多种因素综合作用的结果，包括精神心理因素、食管上括约肌（UES）压力因素、食管高敏感因素及一些暂时无法解释的因素，主要包括以下几个方面。

（一）胃食管反流病

目前有研究认为，胃食管反流病是引起癔球症的病因之一，其机制可能是胃内容物反流入食管或咽喉部引起黏膜或组织直接损伤，也可能是末梢食管敏感性增强，未达咽喉部的反流物刺激迷走神经反射性引起UES压力增高。

但也有研究表明，胃食管反流病与癔球症并无相关。通过质子泵抑制剂（PPIs）诊断试验可以鉴别胃食管反流病和癔球症——采用标准剂量的PPIs诊断性治疗（4周）后，若症状消失，则考虑胃食管反流病；若症状持续存在，则考虑癔球症。

（二）食管胃黏膜异位

有研究表明，胃黏膜异位也与癔球症相关，其机制可能与异位胃黏膜酸分泌、食管敏感位置提高等有关，通过对异位胃黏膜行氩离子热凝固术治疗可以有效改善症状。上述结论仅是基于小样本量的研究，仍需要进一步开展大样本、高质量研究进行验证。

（三）食管动力功能异常

有研究表明，癔球症的症状与UES功能异常有关，包括原发性和继发性。有学者通过高分辨率食管测压，对癔球症患者和胃食管反流患者的UES压力进行监测，比较两组的压力随呼吸的变化，结果表明癔球症组的UES压力明显高于另一组，提示UES高压表现与癔球症相关，而与其他食管动力异常无关。

但是，也有研究比较癔球症患者与健康对照组的食管运动功能，发现两组之间并无差异，提示食管动力异常与癔球症并无联系。

（四）内脏高敏感

有学者利用球囊扩张试验得出癔球症患者球囊扩张引起疼痛的容积阈值明显低于正常对照组，提示癔球症患者食管及内脏敏感性高。

（五）精神心理因素

精神心理因素在癔球症患者中主要通过以下几个方面起作用。① 神经系统：脑-肠轴是连接中枢神经系统和肠神经系统的桥梁，通过神经反射、脑肠肽等交互作用，引起精神与胃肠道症状的相互影响。② 心理状态：不少研究通过帕罗西汀等药物治疗，缓解癔球症患者的症状，药物治疗后的心理评估较治疗前也有较大改善。

（六）其他

除了上述因素外，癔球症还与解剖异常有关。例如，茎突综合征患者由于茎突过长，常引起咽痛、颈痛、耳鸣等症状；悬雍垂过长症患者当悬雍垂下端触及舌面或咽喉壁时也可出现咽部异物感。

三、癔球症的诊断

癔球症是排除性诊断，目前的诊断共识是基于功能性胃肠病（functional gastrointestinal disorders，FGIDs）的罗马Ⅳ标准，须符合以下条件：① 持续或间断发作的咽喉部非疼痛性团块感或异物感；② 感觉发生于两餐之间；③ 无吞咽困难或吞咽痛；④ 没有胃食管酸反流或嗜酸性粒细胞食管炎引起症状的证据；⑤ 没有伴组织病理学异常的食管动力障碍。诊断前症状出现至少 6 个月，而近 3 个月症状符合以上标准。

除了上述诊断标准外，还需要结合临床与心理评估。临床上可根据详细病史及颈咽部体格检查初步诊断，并利用鼻咽喉镜、胃镜、食管钡餐造影、24 h 食管 pH-阻抗监测、高分辨率食管测压等检查排除咽喉部或食管的器质性病变，如咽喉炎、胃黏膜异位、胃食管反流病等。心理评估主要包括评估焦虑抑郁的量表，如 Zung 氏焦虑抑郁自评量表、汉密尔顿焦虑量表及汉密尔顿抑郁量表、Marks 恐惧量表等，还有关于人格测定的量表。通过评估患者焦虑抑郁的严重程度及对其社会功能和精神的影响，为癔球症的诊治提供个性化方案。

四、癔球症的治疗

目前临床上对于癔球症的治疗，强调多学科综合治疗。

经验性 PPIs 试验治疗，经过严格的病史询问和体格检查后，可给予标准剂量 PPIs 试验治疗 4~8 周，若症状不改善可选用胃镜、鼻咽喉镜等检查排除器质性疾病，再进行梯度治疗。

（一）针对精神心理的治疗

向患者充分解释癔球症的发病机制及临床表现，给予耐心的解释和宽慰，解除患者的抵触和顾虑；建议患者注意饮食和规律生活，避免一些高糖高脂、辛辣刺激的饮食，也可以采用言语治疗、催眠辅助放松治疗等方法。

适当地采用抗焦虑、抑郁的药物治疗也是可取的。有学者开展小剂量抗焦虑、抑郁药物治疗癔球症的研究，结果表明这种方案起效快、效果好、副作用小。

（二）梯度治疗

通过对患者进行焦虑抑郁及睡眠障碍评分，将患者分为三个梯度：① 不伴有焦虑、抑郁及睡眠障碍的患者，建议服用 PPIs 或促动力药等进行治疗，疗程 8 周；② 伴有轻度焦虑、抑郁，伴或不伴睡眠障碍的患者以及第一梯度治疗失败的患者，建议在服用 PPIs 或促动力药物的基础上，加用小剂量阿米替林或镇静催眠药物，疗程 6 周；③ 伴有中重度焦虑、抑郁及睡眠障碍的患者以及第二梯度治疗失败的患者，建议服用 SSRIs 抗抑郁药物或镇静催眠药物，疗程 6 周。每个梯度都需要疗效评估，实时调整剂量和改变方案。

（三）治疗药物

神经递质药物在消化系统疾病中的作用靶点主要包括中枢神经和外周神经。针对中枢神经的问题如焦虑、抑郁等，起效较慢，常常需要相对较大的剂量和较长的疗程，停药容易复发，需要逐渐减量。针对外周神经问题，起效迅速，常常需要较小的剂量和较短的疗程。

此类药物主要包括三环类抗抑郁药、SARIs、SSRIs、SNRIs 及复合制剂。黛力新就是一种氟哌噻吨美利曲辛复合制剂，主要作用于肠-脑互动环节中的靶点，尤其在外周起直接治疗作用，其主要靶标是解决消化系统的症状。它的适应证包括：① 焦虑抑郁症以及其伴有的消化系统症状（焦虑抑郁的情绪反应作用、病因作用）。② 抑郁焦虑的情绪反应与消化系统躯体症状共同存在，互为因果，互相影响。③ 患者临床评估没有精神心理异常表现，经消化专科规范用药，症状等临床问题不能理想解决。

殷民月　著，许春芳　审

（苏州大学附属第一医院消化科）

家庭医师科普在预防心身疾病中的作用

现阶段我国医学及科学持续发展，我国国民对自身的健康管理从针对性管理升级到预防性管理。医学为研究健康的科学，不但需要对已发现的疾病做出对症治疗，还需要对未发现的疾病做出预防。有学者认为，医学发展需要将医学目标从治疗转向预防，并最终转向保护健康、促进健康和实现延长寿命的目标。在现代社会，尤其在已转型的工业国家，精神和心身疾病发病率持续升高，对健康的伤害上升，如癌症、高血压、心血管疾病、糖尿病等心身疾病发病率持续升高，是第一和第二大死亡原因。我国近十多年来，社会和经济迅速发展，特别是在经济繁荣地区，工作速度持续加快，社会关系复杂，生物致病源及营养缺乏致病因素已不是主要致病原因，主要致病原因为心理和心理相关因素，应引起社会重视。疾病谱发生变化，需要将针对性治疗的方针转移为预防方针。国人的预期寿命、高体重和营养状况有了显著改善，即已经达到或接近发达国家水平。预期寿命延长和疾病进程变化对预防内容提出了新要求，重点是预防措施。"预防"是一个全面和深远的社会健康处方，包括生物、心理、社会等各方面需要。随着现代医学发展，医学模式已经从生物医学模式转变为生物、心理和社会医学模式，其内容早已在医学界中被接受，本研究对心身疾病临床研究进行综述，并观察家庭医生科普在心身疾病防治中的作用。

一、心身疾病的概念及特点

（一）概念

现阶段心身疾病有广义及狭义两种理解。后者为以心理、社会等因素为主导发生的躯体器质性病变，如溃疡、原发性高血压等。以心理社会因素为主导，出现的躯体功能障碍又称心身障碍，如偏头痛、神经性呕吐等病症。前者为心理及社会原因导致躯体器质性病变及功能性障碍，前者的概念涵盖了后者的概念。同时，心身疾病及心身障碍在现阶段文献中有着重叠、交叉，部分著作中提到心身障碍还可能包括神经疾病，因此广义心身障碍及广义心身疾病可当作同义词。

（二）特点

心身疾病需要具有躯体症状的特征，发病因素为社会、心理因素或者该因素起主导作用，该疾病可能涉及自主神经系统导致器官或系统受累；同等的社会及身心因素可能导致一般人的正常范围的心理影响，而对该病患者可能引起身体和心理反应；该疾病可能与遗传、个性特征有着关联，不同个性的人群患特定心身疾病的概率也不同；部分患者能够对社会及心理因素相对了解，但多数患者无法了解致病因素，但可感知某种心理因素对疾病的干预。

（三）分布趋势

心身疾病在人群中广泛分布，综合医院初诊躯体病占1/3，1/3为心身疾病。有研究显示，美国1 600例居民中有7%的人有溃疡病史，3%的人有高血压，8%的人有支气管哮喘，6%的人患有神经性胃病。性别分布表明，女性通常比男性高。但溃疡、心脏病、支气管炎和哮喘等疾病在男性中发病率较高，而甲亢等病症在女性中较高。年龄分布：65岁以上老年人和15岁以下青少年发病率较低，青年发病率较高，占比最高为围绝经期妇女。在心身疾病分布上，城市人口高于农村人口、工业化社会偏高。流行病学研究还表明，现阶段，现代社会竞争变得越来越激烈和复杂，来自家庭生活和工作各个领域的精神压力正在增加。从发展角度来看，心身疾病增加，可能意味着50%以上人口将需要身心治疗。随着生活水平提高，医疗技术不断发展，危害人类的疾病已从传染性疾病演变为精神压力引起的疾病，因此，心身医学涵盖了现代医学大部分内容。

二、心身疾病研究现状

（一）十二指肠溃疡

十二指肠溃疡在消化性溃疡中发病率最高，对该疾病进行研究表明，该病患者个性与情绪障碍与健康人无差异，但在生活质量比较中，该病患者显著低于健康人，该病患者的胃泌素水平高于健康人；Hp 20%阳性，提示Hp感染可能对发病有一定相关性。

（二）原发性高血压

原发性高血压是综合性医院患者最常见疾病之一，也是心身疾病调查的主题之一。心血管疾病发病因素导致心理社会影响，Friedman和Rosenman的A型行为模式论点已被接受，即对210名高血压患者进行与高血压关系的相关测试，探讨它们和高血压之间的关系，并设置健康人为对照组。结果：A类问卷评分总体上没有向同向增加，但随着年龄增长（≥56岁），评分明显高于对照组。在对照组中，评分随着年龄增长而逐渐减少，老年患者易激惹、竞争性等为最突出的靶向行为。

（三）癌症

癌症的发生因素目前报道有有毒物质、遗传、免疫及饮食习惯等因素。现阶段，相关人员对个人特征和心理社会因素进行了调查。有研究对245例癌症病例进行了调查，包括流行病学、生活事件和情感问卷。结果：大部分癌症患者均有人格障碍、神经衰弱等倾向，在评估消极生活事件和情绪因素时，癌症患者在诊断前大部分时间都有抑郁、焦虑和消极倾向，比健康人多。癌症产生负面情绪是不可避免的，癌症患者为C型行为，其心理特性不轻易表达焦虑、抑郁情绪，过分控制自身负面情绪，最终导致负面情绪无法抑制，变为疾病发展的导火索。

三、家庭医生科普在心身疾病中的作用

（一）家庭医生科普与心身疾病关系

科普和一般身心健康理念是基于对身心健康整体、综合的观点，其可提高患者的主观能动性，增强患者对疾病的抵抗力，避免刺激，促进身心健康。健康趋势、医学思维转变导致了生物心理社会、社会医学模式，这三个因素紧密联系，相互贯通。在个体状态下研究心身疾病机制，通常是肾上腺神经内分泌-下丘脑-垂体等为中心被心理社会因素刺激导致，免疫系统与这个支点有着广泛联系，这导致了社会心理神经网络免疫系统。神经系统通过突触和静脉分泌系统调节和控制每个器官功能，并对此免疫系统实施调控。有研究显示，通过神经系统、生物变化也可能对免疫系统反应产生相关影响。因此，现阶段的心身疾病概念能经心理学理论和科普方法来预防，家庭医生的任务是全面传播这些知识，持续运用心理学、医学等学科知识对患者实施科普宣传，消除其对疾病的误解，改变依从态度，积极预防和治疗。

（二）家庭医生科普对预防心身疾病的重要性

据世界卫生组织预估，2022年全世界至少有4万人由于脑疾病、精神疾病等自杀或意外死亡。然而，在大部分情况下，这类疾病对生命不能构成严重威胁，但对患者家庭造成终身痛苦。在我国，仍然有大量患者不具备心理学、精神医学常识，无法意识到心身疾病中心理及社会因素构成的问题，这导致其治疗效率大打折扣，影响了心身疾病的预防和治疗。此外，在社区医院系统中，由于专业团队结构不合理，许多服务设施较差，20%~30%的心身疾病患者未接受过科普治疗。部分患者的疾病因未接受及时治疗逐渐变成慢性病。心理疾病是心理社会因素，通过心理健康措施，可提高心理健康水平，防止此类疾病发生率升高；在某些出现严重心理反应的阶段实施适当科普、心理咨询和心理指导，可显著减少患者人格障碍、性格障碍、心身疾病的恶化概率，持续科普和运动能增强患者对心理社会因素刺激的抵抗力，在预防心身疾病方面发挥了重要作用。因此，从预防措施开始，做好科普及心理工作，可消除患者心身疾病的发展。

家庭医生必须具备精神病学、良好的素质、其他临床科学领域和心身疾病方面的知识和技能，认识到预防措施是阻止疾病发生的重要因素，保护患者健康免受疾病因素影响，积极预防心身疾

病，而不是进行治疗。

（三）加速心身疾病的预防

现阶段人们追求健康的观念已转变，家庭医生的工作迫在眉睫。事实上，有部分人将保护自己的健康和生命责任转移给医生，不熟悉自我预防比治疗更重要的观念，忽视有害健康生活方式和行为，根本无法排除或消除心理社会压力，如果其能够更科学地保护自身健康，及时求助于医生或从他人那里获得帮助，多数心身疾病均可预防。家庭医生科普及健康教育，可帮助提高人们的健康意识，增强自我健康能力，引导建立健康生活方式，预防心身疾病发生。社会改革需要家庭医生应对、顺应现代社会发展，了解健康心理学，为社区成员促进人口心理健康以及提高国家人口素质做出重大贡献。

四、家庭医生科普预防心身疾病的具体方法

（一）科普与具体护理的整体性

我国大部分国民病呈"身心一体"论，在这一理论中身体疾病和精神疾病相互混淆，相互交叉，"因郁而病"或"因病而郁"均存在，尤其是心理、情感及社会因素在这之中有着主导作用，身体疾病增加负面情绪，负面情绪加重病情，从而形成恶性循环。因此，在家庭医生对该病患者实施治疗的过程中，应同时考虑患者身体治疗和心理治疗，以缓解新情绪并减轻其身心影响，切断恶性循环，并逐步建立起一个生理和心理的良性循环系统，实现身心协调。还应注意根据患者个性，减少其压力，并对其个性实施干预，从根本上预防心身疾病。

（二）重视患者家属和亲友对患者的心理作用

部分心身疾病患者因为自身疾病而长期离开熟悉的家庭环境，中断工作，放弃日常生活习惯，到院后极其不适应，进而引发焦虑等各种心理反应。这些心理反应可能是由对疾病本身恐惧或对医院环境的心理反应引起，也可能是由家庭经济等问题引起，这些问题可能破坏心理平衡并加剧疾病。因此，家庭医生应基于其心理反应和需求，增加对疾病知识的科普，引导患者认识医院环境，了解其发病的相关社会心理因素，做到有的放矢，有针对性地帮助患者适应疾病带来的身体症状，从而利于疾病康复。

（三）使用科普调整患者社会角色

1. 发病初期，促使患者适应病人角色

部分患者从心理上无法接受疾病事实，否认得病，医生科普时需要将重点放在心理支持上，引导患者接受这一事实，端正其治疗疾病的态度，并使用易理解的语言及关切的态度纠正患者的错误观念，帮助其正确认识自身疾病、端正应对疾病的态度、改善心理紧张感。

2. 帮助病人角色健康地转化

待患者对病人角色有了加深认识后将妨碍其心理上的恢复速度。在疾病发展过程中，有些患者没有得到改善，有些患者病情恶化，将导致患者对自身疾病认识加深引起恐惧和绝望，甚至出现自杀念头。家庭医生在患者就诊时，需要耐心地向患者解释，使用心理治疗知识及科普进行干预，降低危害性，以减少疾病复发，促进患者恢复健康。

3. 缓解患者心理社会应激

创造良好环境、良好人际关系和社会支持，有助于改善患者的负面心理和消除生活事件负面影响，提高环境适应能力，培养适应社会，发展良好人格；采取充分的心理预防措施，以防止心理及社会因素影响；引导患者建立自信，实现既定目标，提升预防力度。

（四）处理患者的心身反应

疼痛是心身疾病的常见症状，除了使用止痛药和镇静剂外，最有效方法是通过与患者进行交谈、抚摸、欣赏音乐等物理辅助方法减少疼痛。分散疼痛通常会导致行为逆转，从而提高患者的认知能力。由于疾病功能或解剖结构丧失，患者身体可能出现变化，因此家庭医生需要在患者就诊过

程中使用科普方法帮助患者坦然接受身体变化，促进参与治疗，获得社会支持并与亲属合作。

五、结语

现阶段我国社会不断进步，科技不断发展，经济水平不断提高，在为国民带来丰厚利益的同时，也产生了各方面影响身心健康的问题，家庭医生的科普健康教育，能够改善国民对社会精神卫生知识的了解程度，加强国民健康意识，使国民保持心理健康、预防心身疾病。家庭医生科普能够增进、维持国民的心理健康，为改善全国人口健康做出重大贡献。

参考文献

[1] 王英杰.灵宝护心丹联合双心医学模式治疗心身疾病的临床效果[J].现代药物与临床，2020，35(12)：2455-2458.

[2] 郭龙龙，黄雅慧，何丹，等.从中医理论与治法的角度探讨心身疾病[J].世界中医药，2020，15(20)：3069-3073.

[3] 沈银英，褚阳阳.从中医理论与治法角度探讨辨治心身疾病的价值[J].中医药管理杂志，2021，29(21)：249-250.

[4] 王铭维.心身疾病应激与心理-神经-免疫机制研究[J].中华医学信息导报，2019，34(15)：19.

[5] 刘波，袁敏兰，胡越，等.应激相关精神障碍的病理生理机制研究进展[J].四川大学学报（医学版），2021，52(1)：22-27.

[6] 肖潇，王祖红，李丽，等.近十年针灸治疗心身疾病的研究概况[J].湖南中医杂志，2020，36(12)：163-164.

[7] 余晓晓，陈颖异，潘光强.龙骨牡蛎配伍治疗心身疾病三则[J].浙江中医杂志，2020，55(9)：699.

[8] 刘元香，马琳.儿童皮肤相关心身疾病——毛发与甲病[J].皮肤科学通报，2021，38(2)：166-170.

[9] 丁闽江.养身、养心、养性、养德：心身疾病康复的一种新模式[J].黄河科技学院学报，2020，22(11)：1-5，17.

[10] 宋梧桐，冼娴，吴昭仪，等.基于五脏藏神理论探究中医心身疾病的防治运用[J].中国中医药现代远程教育，2021，19(17)：68-71.

刘春燕　著
（苏州高新区中医医院）

广济医案分析

一、你若心安，就能睡好

2001年，由国际精神卫生组织主办的全球睡眠和健康计划发起，将每年的3月21日，即春季的第一天定为"世界睡眠日"。2015年"世界睡眠日"的主题是"健康心理、良好睡眠"。这个主题暗含了这样一个意思：只有拥有健康的心理才能有良好的睡眠，而良好的睡眠能促进人们的心理健康。

我们每个人都有切身体会，如果整个晚上不睡觉，第二天可能会情绪不稳定，容易激惹、烦躁。一个平时温文尔雅的人，几个晚上没睡好觉后，也容易出现脾气暴躁。有研究表明，人被连续剥夺睡眠后可能会出现幻觉。相反，当我们美美地睡了一觉后，心情常常也会很愉悦。一个人长期失眠后往往也会形成焦虑症或抑郁症，这在临床上也是常见的。

王强今年45岁，是一名外企的高管，工作能力很强，个性也很要强。2年前，王强因为工作出色被提升为地区经理，之后工作压力增大，他对自己的要求也越来越高，生怕工作中出错。最近一年来，王强没有睡过一个好觉，总是入睡困难，睡眠很浅，噩梦连连，梦见自己被人追，梦见火车赶不上，梦见从高空坠落……为此，他心急如焚。在朋友的介绍下，他找到了我。

经过仔细询问，我发现，王强的问题不仅仅是睡眠的困扰，睡眠差只是其心理障碍的现象之一。王强目前存在焦虑障碍，也就是焦虑症。入睡困难只是焦虑症的其中一个表现。焦虑症是一组以过度紧张焦虑为特征的疾病，表现为提心吊胆、紧张不安，焦虑症状持续存在，常常无明确的焦虑对象，自己感觉焦虑，但说不清为何焦虑。具体来说，主要表现为以下三组症状：① 精神性焦虑、躯体性焦虑和自主神经功能紊乱。精神性焦虑最主要的症状表现为对未来的预期性担心，很难控制，持续时间长，担心的内容范围广、目标不明确。② 躯体性焦虑主要表现为运动性不安和肌肉紧张，如手抖、来回走动。③ 自主神经功能紊乱主要表现为出汗、心悸、口干、胸闷气短等。在王强身上，上述三种表现均可发现，自从升为地区经理后，王强总觉得身后像有一双眼睛盯着自己看，有一根鞭子在赶着自己，内心总是觉得很惶恐。按理说，只要把自己该做的工作做完，就应该心安理得了，可是王强总觉得紧张，像是什么事情没有做好，这种紧张不仅表现在工作上，生活中也处处如此，他还把这种紧张带到了家庭，对家人也很挑剔。每次紧张的时候，还会不由自主地手抖，出汗，手心汗多时不敢和别人握手，怕别人看到自己窘迫的样子，于是更加紧张。但是王强一直认为自己就是失眠而已。

针对自己的失眠，王强尝试了各种方法，如睡磁疗枕头、喝牛奶、数绵羊、睡前听音乐、泡澡等，可是都无济于事，有时几乎是睁着眼睛把绵羊数到了天亮。越睡不着越紧张，越紧张越睡不着，如此陷入了一个恶性循环。在无计可施的情况下，只能服用安眠药，服药后能睡5~6 h，可是又担心成瘾，并且听说长期吃安眠药，人会变傻。为此，王强苦恼万分，从最初简单的失眠发展成为焦虑症。王强的经历也从反面告诉了我们心理健康和睡眠的关系。

对王强做了全面评估后，我给他进行了系统的治疗。首先是进行健康教育，告知睡眠和焦虑症的相关知识，让他认清治疗失眠绝对不可以治标（失眠）不治本（焦虑），失眠是焦虑引起的，只有解决了焦虑症状，才能从根本上解决失眠，否则只能是"野火烧不尽，春风吹又生"。治疗焦虑有两种方法，一是服用抗焦虑的药物，二是心理疏导。王强对药物有些担心，怕成瘾，怕吃了对大脑有影响。我进一步进行解释，告知目前抗焦虑的药物主要是新型抗抑郁剂，而不是安定类药物。新型抗抑郁剂效果好，无成瘾性，几乎无副作用，更不会对大脑造成伤害。而安定类药物早已"退居二线",因为它们是有成瘾性的,在临床上已不再使用。经过我的解释,王强打消了顾虑,愿意进行药物治疗。同时,我也对他进行了心理治疗,主要的方法是认知行为的治疗,纠正其关于睡眠、焦虑的非理性认知。例如,王强总企图"控制"睡眠和焦虑,暗示自己"我不要紧张,我不要紧张,我马上能睡着的……"殊不知,睡眠是一个自然的过程,你越企图控制,越容易破坏自然本身,引起神经系统的兴奋,导致失眠。在这种情况下,越想控制,越感觉失控,从而加重焦虑和失眠。王强恍然大悟:原来睡眠不是我能控制的,而是身体疲劳时的自然反应,我不会试图去控制日月星辰,却太想控制自己的身体,但没有搞清,身体的某些部分是不受控制的,是应该顺其自然的!小朋友的睡眠都很好,因为他们不会担心失眠,当一个人思虑多了,担心睡眠了,就容易打破自然的协调性。通过系统的规范治疗,王强的焦虑症状得到了明显缓解,睡眠渐渐变得正常。他体会到:只有心安,才能睡好。失眠往往是各类心理障碍的信号,不可掉以轻心,需要及时就诊。

二、产后抑郁

小敏是一个29岁的"新手"妈妈,2022年3月份刚生了一个可爱的小宝宝。孩子的出生除了带给她生命的惊喜之外,也带来了烦恼。例如,宝宝无规律的生活节奏、半夜醒来哇哇大哭以及和丈夫、婆婆之间关于养孩子的分歧,孩子感冒、发热后的手足无措,等等。渐渐地,这些让小敏出现了抑郁情绪。小敏无论如何都开心不起来,什么都不想做,精力下降,对抚养孩子觉得力不从心,天天失眠,睡得浅,凌晨醒来无法继续入睡,食欲差,吃不下饭,每天只吃很少的食物,经常有烦躁、易发火的表现,对周围事物均表现不满,对丈夫不满,对婆婆不满,自己的父母来看望时,也是满腹牢骚。而且生孩子后她觉得自己的体形也明显走样,以前窈窕纤细的身材现在惨不忍睹,看看衣橱里的时髦衣物只能叹息。小敏觉得家人都不理解自己,她觉得很无助、很无奈。因为带不好小孩,她还觉得内疚、自责,认为自己没本事,给家里造成了负担。情绪非常差的时候,她甚至想到死,觉得度日如年,不如一死了之,但是看着幼小的孩子又不忍心。一开始,丈夫以为她就是想不开,希望安慰能让她好起来,但是无论家人如何安慰小敏,小敏就是开心不起来。家人觉得她的状态太差了,认为是有心理问题,就带她来做心理咨询。心理咨询师简单评估后,认为她的问题可能超出了心理咨询的范围,有产后抑郁的可能,便将其转到精神科诊治。

确实,小敏患了产后抑郁。产后抑郁是抑郁症的一种特殊类型,较常见,发病原因有生理、心理、社会三方面的原因。从生理的角度看,女性分娩后,性激素水平发生变化,这种激素水平的变化会引起大脑神经递质(一种与人的情绪有密切关联的大脑化学物质)变化,从而引起情绪低落。从心理角度看,女性在有孩子的前后,其身份发生了突然的改变,有些人似乎还没有做好当妈妈的心理准备,孩子出生后,发现自己是一个妈妈了,对此有些惶恐。从社会的角度看,孩子的出生使家庭结构发生了变化,家人的重心往往会转移到孩子身上,这常常使"新妈妈"们很失落,经过10个月艰难的怀胎、一朝痛苦的分娩,"新妈妈"们原本以为自己应该是家中的"功臣",却遭受"如此不公"的待遇。

小敏的情况与多数产后"抑郁妈妈"相似,小敏感觉受到冷落,以前体贴的丈夫不像以前那样关心自己,做妈妈的幸福感被孩子的各种需求和哭泣所淹没,产后激素水平的剧烈变化也使其莫名其妙地情绪多变、心烦意乱(另一种类似的情况是月经期女性常常会因为性激素水平的变化变得焦躁易怒)。因此,小敏常常控制不住向家人发无名火,而老公觉得她不可理喻,小敏更加觉得家人不理解自己。这种心理-社会-生理的相互影响和作用,让小敏的情绪越来越差,最终患了产后抑郁。

经过抗抑郁药物治疗联合心理治疗,小敏的抑郁得到了改善。药物治疗可以直接作用于大脑的神经化学递质,改善基础情绪,人在情绪好的时候自然会变得积极乐观;而心理治疗能够改变小敏不合理的消极想法，让她用合理积极的态度去面对新的生活。渐渐地，小敏适应了自己的新角色——妈妈。

三、神经性厌食和考试焦虑

晓虹，初三学生，一个文静的女孩，见人总是脸红。在父母的陪伴下来到了我的诊室，她有些害羞，说话声音细细的，体型瘦小。她的父母告诉我，最近1个月，她总是控制不住暴饮暴食，然后又会全部呕吐，以至于营养无法跟上，人变得异常消瘦。前几天，在参加一场模拟考试时当场晕倒，被老师急忙送去学校的医务室，之后又去大医院就诊，在急诊科医生的推荐下，才找到我们医院来咨询。

我详细询问了晓虹的发病史、成长史等。发现问题原来是青少年非常常见的厌食症和考试焦虑。

晓虹生长在一个非常优越的家庭，从小就有很严的家教，奶奶作为全家最年长的老人，具有绝对的权威，从小非常疼爱她，在物质上给予了她完全的满足，但是在学习上对晓虹有严格的要求，甚至可以说有完美主义的倾向。在奶奶的眼里，晓虹是世界上最美、最聪明的女孩，这就造成了晓虹的完美主义性格和过分的自恋。

自从上了初中，晓虹发现周围聪明的人多了，自己似乎没有那么"聪明"了。周围漂亮的女孩也多了，自己似乎不那么美了，特别是"胖"了。晓虹觉得自己的脸"胖"了，看着别的女孩瘦瘦的瓜子脸，自己羡慕不已，为了让自己也能又瘦又美，晓虹开始节食。

开始时，节食似乎卓有成效，自己变得苗条起来了，脸"瘦"下来了，她沾沾自喜。但是觉得瘦得不够快、不够多，甚至想去做"削脸手术"。于是，她吃得更少了。"我就是觉得自己脸大，为了让脸瘦下来，我做什么都愿意，就算身体其他部分过分瘦了，也无所谓，只要自己的脸能瘦下来"。

物极必反！饿的时间长了，总有想吃的时候。特别是在焦虑的情况下，吃是一种很好的缓解焦虑的方式。如同饥饿的婴儿只要有奶吃，马上就会停止哭泣，显得安静许多。人的这种本能从来没有消失过。

初三是容易让人紧张的一年，为了三年后的高考，必须先"杀过许许多多的人马"，考上一个好的高中，因此竞争异常激烈。在小学一直处于优势的晓虹，进入了初中，就一直觉得自己力不从心，特别是进入初三以后，觉得自己门门功课都不如别人。事实上，晓虹在班级里一直处于前十名，可晓虹对自己的要求实在太高了，她无法容忍自己不是前三名。在一场化学考试前一天，她变得特别紧张，担心自己会考砸，担心由此被他人耻笑，紧张得心里空空的，肚子更是空空的。那天晚上，她吃了好大一个蛋糕和许多香蕉。吃完后紧张似乎好了一些，但是她开始自责，责怪自己控制能力差，之前的减肥成果都化为泡沫。那天晚上，她梦见自己的脸变得像蛋糕那么圆、那么大。"那个梦真的吓死我了。"她说。

第二天的化学考试最后还是相对顺利地通过了，但是接下来是数学考试，她更紧张了，晚上又非常想吃东西，吃了两碗泡面和几个小蛋糕，一直吃到肚子撑为止。吃完后，内心非常地自责、内疚，很想把吃进去的东西弄出来，于是她开始抠喉咙，把吃进去的东西全部吐了出来，这才好受一些。

接下来，晓虹就这样反反复复地节食和暴食，然后呕吐。从一开始需要用手抠吐到后来只要吃下去就会自动呕吐。因为吃进去的东西都吐了出来，晓虹变得越来越瘦。

晓虹晕倒那天是一场非常关键的数学考试，考试时她被几道难题卡住，开始胡思乱想，觉得自己下面的题目都做不出来了，觉得自己要考不及格了，各种可怕的念头堆满了大脑，眼前的题目变得模糊起来,大脑一片空白,她觉得自己快要无法呼吸了,一会儿人就倒了下去,把同学和老师都吓坏了。

晓虹的问题之一是神经性厌食。神经性厌食症是一种常见于青少年女性的心理疾病,受遗传、家庭、性格、社会压力等综合因素影响。特别是像晓虹这样对体重有过分要求的女孩。所谓过分,其一,是对自己的体形有过分的要求,如晓虹对自己的脸型要求非常高。其实晓虹的脸型是圆脸,不管怎么节食,都无法让自己变成瓜子脸,但她就是对自己的脸型有扭曲的标准。其二,是对自己的行为有完美的要求,不切实际地严格控制自己的进食,如果没有完全遵守自己的进食标准,就开始认为自己失控了,于是放弃对进食的控制,开始暴食。暴食后又有内疚的心理,又希望节食,甚至暴食后催吐、导泻,企图把吃进去的东西通过各种方式弄出来。我曾治疗过的一位患者,就是通过喝可乐让肚子过分饱,然后又自动地吐出来。

晓虹的问题之二是考试焦虑,这与她对自己的完美要求也是密不可分的。晓虹对自己的期望过分得高,她无法容忍自己不进班级前三。当理想和现实的差距变得越来越大时,压力也越来越大。当压力超过自己的负荷时,人就会自动地给自己解压,如暴食、晕倒。晕倒看起来是身体不好的表现,如低血糖、低血压。但是从心理的角度,也是在给自我失败找个合理的借口(不是考不好,而是我晕倒了)。

对晓虹的治疗分两部分:一是药物治疗,其实厌食症是另一种形式的抑郁,和抑郁症患者一样,其在大脑内部缺少一种叫5-羟色胺的神经递质,所以药物治疗有直接的效果。二是心理治疗,通过对晓虹的完美主义认知模式进行矫正,让其认识到自己性格中存在的问题,并且教会其放松的方法,让她在容易紧张的环境中进行及时的放松。一开始,晓虹无法进入正常的放松训练,无论是呼吸放松还是渐进式肌肉放松她都无法进入放松状态,最后我尝试用情景想象放松的方法,终于使晓虹"松"了下来。

经过2个月的治疗,晓虹的厌食、暴食症状得到控制,对考试的焦虑也明显好转。虽然完美主义的性格倾向在晓虹身上依然存在,但是起码在目前阶段,不再影响她的学习了。

其实,完美主义同样有其有利的一面,如因为对自己的高要求,也会相应更努力,容易在学习和工作中有突出的表现。但是,当它过了头,就会给你带来无尽的压力。所以,有时要学会适当放低自己的要求,不仅仅要学会逆流而上,也要学会急流勇退!

四、社交焦虑的小姑娘

小兰在母亲的陪伴下走入了诊室,这是一个身材高挑、腼腆害羞的17岁女孩,她坐下后低头不语,双手不停地搓弄衣角。小兰的母亲看起来是个急性子的人,讲话语速非常快,对小兰的现状很是着急,紧紧地挨着小兰站着。她告诉我,小兰现在读高二,自从进入高中后,她就一直显得郁郁寡欢,总是心事重重的样子,问其原因,小兰也不愿多说,只说没什么。老师最近反应,小兰显得越来越孤僻,只要可以避开集体活动,她就选择不参加。以前小兰的学习成绩还算中等,最近半个学期以来,学习成绩直线下降。为此,班主任建议家长带她找心理医生咨询一下。

我关切地询问小兰发生了什么,小兰还是低头不语,于是向小兰的妈妈简单了解了一下她的家庭背景和成长史。小兰的妈妈是商场营业员,父亲是长途汽车司机,父母的感情一般,在小兰很小的时候两人会经常争吵。虽然在小兰上小学后父母不再争吵,但是沟通还是比较少,其中一个原因是小兰的父亲一直跑长途,很少在家。小兰在上小学之前还是一个活泼的孩子,但是上了小学以后,慢慢变得有些内向,朋友不多,学习成绩在小学里还算中上等。但是,她上了初中以后,学习成绩就不如小学时好了。高中时她考上了一所普通高中(非市重点),高中的成绩也明显不如初中,也就是上了高中后,小兰的内向表现越来越严重。

小兰不愿说话，我想可能有两个原因：一是她本身就比较内向，见了陌生人容易紧张；二是她妈妈在场，青春期的孩子常常表现出对父母的叛逆。我请小兰妈妈暂时回避一下，然后和小兰单独聊了一会儿，并且从其饮食、起居等日常生活着手去了解，小兰渐渐告诉了我她的情况。

小兰的最大问题就是见人紧张，到人多的场合紧张、见陌生人紧张，总是觉得别人在用异样的眼神看自己，那些眼神似乎像刀子一样犀利，又像是 X 射线一样能看穿自己——她总是觉得别人在评价自己！因此，她不敢去学校食堂、不敢上台演讲，当然也不敢上街购物，只要能回避人群，就尽量一个人待着。小兰自己也察觉到了这些异样，并且进一步开始担心：自己是不是精神不正常，是不是快要疯了？为此，她上课、做作业都难以集中注意力。

小兰出现的心理问题称为"社交焦虑障碍"，主要表现为在社交场合（如演讲、会见陌生人、面试等）出现羞辱和尴尬的社交行为。此类人群特别在意他人对自己的评价和看法，担心别人会嘲笑自己。当别人有意或无意地注视自己时，这种紧张会更加明显，不敢与人对视，还会出现脸红、身体发抖等表现，当意识到自己的紧张后，他们会更加担心他人对自己的紧张表现有负面评价，为此加剧紧张，进入恶性循环。出现此类心理障碍的原因有：生理因素（一定的遗传性）、社会因素（文化偏见）和心理因素。对小兰来说，心理因素占了很大的比重。她的父亲长期在外，母亲也忙于工作，对她照顾不够充分。并且父母都有一个很大的问题：从小对小兰的正面鼓励太少，总是觉得小兰这里做得不够好，那里做得不够好。虽然作为父母，他们的出发点都是希望孩子能够更加出色，但是这种"批评式"教育让小兰从小就对自己没有信心，无论自己多努力，父母都会不满意！父母是孩子的"人生之镜"，孩子从"镜子"里面看到一个漂亮的自己，她就会充满自信；从"镜子"里面看到的是一个丑陋的自己，她如何对自己有信心？走向社会后，孩子总是会觉得周围的人也是像父母一样带着挑剔的眼光在看待自己，于是兢兢战战地、惶恐地前行。社交焦虑的形成大抵如此。

小兰除了社交焦虑外，也存在一定抑郁表现。在小兰的治疗上，我结合了药物治疗与心理治疗的方法，双管齐下。因为抗抑郁剂治疗可以比较快速地缓解她的紧张、焦虑、抑郁情绪，而心理治疗可以改变小兰对自己错误的负性认知，使她不再如此消极地看待自己。其实，那一双双"挑剔"你的眼神，不是别人，正是你自己！

五、网络成瘾的背后

小刚在母亲的陪同下来到我的诊室，他的母亲焦虑万分，见面就向我哭诉，儿子如何如何不听话，刚读完大一，就好几门功课不及格，现在还沉迷于网络，整个暑假不分白天黑夜地上网、玩游戏。

小刚的母亲说，小刚在读大学之前是一个听话的孩子，很会读书，成绩一直是年级前十，班级前三，她为他骄傲。考大学填志愿时，母亲帮他填了某名牌大学的金融专业，在他身上寄予厚望。小刚也顺利考上了，本以为大好前程都为他铺好了，可是一年下来，居然有了好几门功课不及格，几乎要到留级的边缘。母亲在谈这些的时候，痛心疾首。

而小刚呢，低着头，什么都不说，与我几乎没有眼神的交流。这是愧疚的表现。

我让他的母亲先在外面等候，希望能和小刚单独谈谈。

我没有直接询问他的学业或上网的问题，而是从他的日常生活、兴趣爱好入手了解他。他讲话声音很小，细声细语。渐渐地，从一开始的被动回答我的问题，到能主动表达自己的感觉和情绪。

原来，读大学选择的志愿，是母亲的意愿，小刚不喜欢金融专业，读起来觉得枯燥无味。读高中的时候，因为成绩优秀，小刚有一种天生的优越感。但是进入大学后他才发现，天外有天，比他聪敏的人太多了，这种优越感被彻底地打碎了，因为在学习中找不到乐趣，偶尔接触一次网络后，发现网络更能满足他的快乐，之后上网便越来越多，甚至逃课去上网。

其次，是小刚的家庭环境。小刚父母在他8岁的时候就离异了。他跟着母亲生活，母亲很能干，自己开公司，平时很忙。小刚与父亲的接触比较少，逢年过节父亲会来看看他。于是，小刚从小就比较自卑，觉得缺少温暖，除了优秀的成绩能带给他满足外，其他方面他都觉得自己不如别人。所以，成绩成为他优越感的唯一源泉，当大学里的成绩无法继续支撑他的优越感的时候，他迷失了。

另外，过于能干的母亲往往也是过于专制的母亲。读大学之前，小刚的一切都是母亲为她做主，选专业，填志愿，都是母亲一手操办。虽然他内心有一些渴望，但是全被母亲的强硬扼杀了。任何一个孩子在青春期都有一股子叛逆劲儿，他必将通过某些渠道发泄出来。当这股力量被成功地引导，能使孩子脱离父母的怀抱，成为一个独立的人；而如果用堵洪水的方式去拦截，往往会产生巨大的破坏力。

在小刚身上就是如此，他的内心是如此地渴望脱离母亲的牵制。于是，读大学后他在远离母亲的城市，做着一些之前想都不敢想的事情，逃课、上网、玩游戏，甚至有时还去酒吧……潘多拉的盒子一旦打开，难以想象。

做了这些"错事"后，小刚觉得很爽。在某一些刹那，他甚至感觉又找回了自我，如在网络游戏中成功地升级，弄到一个绝世道具；在酒吧时眩晕的那些瞬间……可是，更多的时候他的内心除了空虚还是空虚，同时，还夹杂着一些对父母的内疚的情绪，感受很复杂。

也正是因为对父母的内疚，他才愿意在母亲的陪同下来看心理医生。也希望自己能有点不一样。我想，这正是治疗能发挥作用的地方，是他改变的动力之一。

暑假2个月，每周治疗1次，一共7次。治疗过程中，我将治疗重点放在增加他的动力上，集中探讨他的生活意义和对将来的期望。并且和他的母亲谈话，让小刚有更多的自主权，对自己负起责任。

其中有一次治疗对小刚很有启发，我问他："你有没有算过自己的一生一共有多少天？"他轻描淡写地说，应该有几千万、上亿天吧。我说："假设你能活到70岁，你算一下。"他计算后，惊讶地说："只有25 000多天呢！"我说："你现在已经快20岁了，还剩50年，那还剩多少天呢？"他沉思后说："原来我已经浪费了那么多时间。"

结合以上谈话对小刚进行行为治疗，小刚现在开始学会合理安排上网时间。

现在，小刚继续在大学读书，但已经不再旷课、沉迷网络了。我不知道这样的情况能持续多久，但是起码他逐渐长大了，开始对自己的人生负责任了。

回顾整个过程，小刚的表面问题是网络成瘾或者说是快感成瘾，但是问题的深处却是对自己的人生没有承担起责任。因为在读大学之前，所有的一切责任都是他母亲为他承担的，从和他母亲的对话中，也能发现母亲对小刚过于保护，口口声声"孩子""这个孩子"。大学是一个转折点，大学里不再像高中那样有老师逼着，家长看着。到了大学，很多"孩子"没有了目标，找不到自己。许多"孩子"在大学四年真的长大了，许多却继续做"孩子"。所以，各位望子成龙的家长，如果从小就给予孩子更多自我选择的权利，那么就能培养孩子的独立精神和自我责任感。

网络成瘾的背后，其实有更深层次的社会心理因素。网络成瘾绝对不是因，而是果。网络往往给那些现实中找不到满足感的人带来快乐和满足。但这是幻想层面的满足，网络成瘾和其他的物质成瘾确实有共通之处，如酒精和药物，但和其他的物质成瘾又有不一样的地方。心理层面的因素更多一些，如果只用药物或所谓的电击疗法不可能有长期效果，只要心理层面的因素不解决，网络成瘾也不会解决。

寻找快乐的感觉是人的本能，无可厚非。抽烟、喝酒、网络成瘾等能给人们带来快乐，成功的事业、学业，和谐的家庭生活也能带给我们快乐。两者带来的快乐的感觉是一样的，但是前者带来的是一时的、自我伤害性的满足，后者却是一种持久的、健康的满足。如果小刚能在大学生活中找到真正的满足，他还会去寻找网络上虚假的满足吗？

小刚是一个成功的个案，但是我也遇到过不成功的个案。有些家长以暴制暴，后果却是孩子用更暴力的手段来反抗；有些家长希望让医生来"扭转"孩子的思想，而孩子也希望通过医生来"对付"家长的专制，结果心理治疗成为了双方"对攻"的武器。网络成瘾绝对不是一种病，而是社会-生理-心理的综合问题。

我其实不喜欢用"网络成瘾"来给这些"孩子"下诊断。虽然，"网络成瘾"这个词在我们的生活中出现得越来越频繁，甚至某些专家也开始用所谓的平均每日超过 6 h 来下定义，但是其在国内尚无规范的、统一的诊断标准。如果过度上网确实影响了你的学习和生活，还是需要寻找原因和帮助。而且家长和孩子，请你们想一想如何改善你们之间的关系，而不是把网络成瘾的问题作为一个控制对方的手段。

付佳林 著

（苏州大学附属广济医院 苏州市精神卫生中心 苏州市心理卫生中心临床心理科）

· 论著 ·

精神分裂症与双相情感障碍的临床诊断进展

精神分裂症与双相障碍是精神科最常见的疾病，两者在多方面存在共性。克雷丕林从现象学角度，根据病程的持续性或间歇性把精神分裂症和双相障碍区分开来，此后所有诊断标准都接受并沿用了这一标准。然而根据目前使用的《国际疾病分类（第10版）》（ICD-10）和《美国精神障碍诊断与统计手册（第4版）》（DSM-Ⅳ）的诊断标准，发现这两种疾病存在诸多相似之处：① 男性和女性终生患病率均为1%左右（与地区、文化不相关）；② 发病年龄早（多发病于青春期后期和成年早期）；③ 家族聚集性，表现为同一疾病在亲属中相似的高复发风险（子女中可增加10倍），反映遗传因素在这两种疾病发生中的作用；④ 相似的同卵双生和异卵双生共病率，遗传度均在60%~80%。此外，这两种疾病均为复杂多基因病，基因与环境存在交互影响。近年来，随着遗传学和神经生物学的发展，这两种疾病严格的二分法受到了挑战。

一、疾病早期症状

Weiser等（2001年）报道，27%精神分裂症患者既往曾被诊断过情感障碍（而正常人群患病率小于10%）。Krabbendam等（2004年）证实，易感人群中抑郁是重性精神病发病的危险因素。Hafirer等（2005年）研究了首发精神分裂症和情感障碍患者前驱症状和社会功能损害，探讨了两种疾病的危险因素和发病前症状，认为抑郁症状或抑郁综合症是精神分裂症患者发病前的标志症状。Angst等发现，多数病例抑郁发作也是双相障碍的首发表现。综上所述，精神分裂症和双相障碍可以被认为存在相似的起病形式。

二、临床表现

伴精神病性症状的双相障碍与精神分裂症患者均可有妄想或幻觉，但伴精神病性症状的双相障碍患者其妄想往往不具备精神分裂症妄想的特征，如原发性、荒谬性等。伴精神病性症状的双相障碍可分为伴精神病性症状的抑郁发作和伴有精神病性症状的躁狂发作。伴精神病性症状的抑郁发作可表现为妄想或幻觉，其内容与抑郁状态一致的称"与心境协调的妄想"，如无价值妄想、灾难妄想等；与抑郁状态不一致的称"与心境不协调的妄想"，如被害妄想或自我援引妄想，缺乏感情色彩的妄想等，这些妄想往往不具备精神分裂症妄想的特征，如原发性、荒谬性等。伴精神病性症状的躁狂患者同时有情感高涨，情感变化与思维内容往往与环境相一致。精神分裂症患者可有兴奋躁动，但情绪变化和思维内容与环境不一致，动作亦较单调刻板。

三、病程特点

伴精神病性症状的双相障碍患者其精神病性症状是非持续性的，而精神分裂症患者的精神病性症状是持续性的。与精神分裂症相比，心境障碍患者更易被修改诊断，尤其是伴精神病性症状、生物学特征及间歇期不明显的那些患者。Salfatore等认为伴精神病性症状的双相障碍其诊断稳定性差，从另一层面也说精神分裂症有较高的诊断稳定性，这与谈成文等研究结果类似。精神分裂症患者间歇期易被变更诊断为心境障碍，精神分裂症伴情感症状、分裂后抑郁或心境障碍伴分裂样症状者更易相互混淆，表明患者精神症状有动态演变的可能，这与Rohricht等的观点一致。

四、治疗

精神分裂症和伴有精神病性症状的双相障碍均可以用抗精神病药物治疗。与精神分裂症相比，伴精神病性症状的双相障碍患者所需抗精神病药剂量比精神分裂症患者所需剂量更大。

（一）急性期治疗

对伴精神病性症状的抑郁发作，须合并抗抑郁药和抗精神病药。如抗抑郁药无效或患者有强烈自杀观念、企图或行为，可选用电休克治疗。对伴精神病性症状的躁狂发作，可在锂盐的基础上加用抗精神病药，也可选用电休克治疗。精神分裂症急性期使用抗精神病药，适当时也可以联合用电休克治疗。

（二）巩固期治疗

对伴精神病性症状的双相障碍，巩固期治疗药物和剂量与急性期的治疗基本相同。此期躁狂症治疗至少3个月，抑郁症至少6个月，而精神分裂症患者在急性期症状控制后至少再维持2~6个月。

（三）维持期治疗

与冠心病、高血压和糖尿病等慢性疾病一样，精神分裂症需要长期的药物维持治疗。正如当今的治疗理念所强调的，精神分裂症患者往往需要抗精神病药无限期或终身治疗，从而继续控制患者的精神紊乱或弥补和调节患者的疾病易感性，且药物维持治疗的剂量不能太低。有一项研究发现，每月25 mg氟哌啶醇癸酸酯注射治疗1年随访复发率为60%，与安慰剂效应或未用药治疗效果相当。美国精神分裂症结局研究组建议：第1代药物维持治疗剂量应为氯丙嗪300~600 mg/d或其等效剂量，第2代药物维持治疗剂量应是急性期缓解阳性精神病性症状的有效剂量。国内多中心利培酮维持治疗研究为此提供了循证医学依据。伴精神病性症状的双相障碍维持治疗期通常选择情感稳定剂联合非典型抗精神病药物，不主张长期单用抗抑郁药治疗，因后者可能诱发躁狂或诱发快速循环发作，尤其是可能引起病性症状的抑郁，将抗精神病药与抗抑郁药联合应用效果较好，特别是新型抗精神病药与5-羟色胺再摄取抑制剂联用效果更好，且不良反应少。对于伴有精神病性症状的躁狂而言，心境稳定剂联合新型抗精神病药（利培酮、奥氮平等）效果更好。一项研究显示，用传统药物治疗效果不佳的患者，合并喹硫平开放性、前瞻性治疗12周，平均剂量200 mg/d。结果显示，躁狂量表、简明精神病评定量表总分均显著降低，提示喹硫平对躁狂症状、抑郁症状、精神病性症状均有效，可用于抑郁症、双相障碍或伴有精神病性症状的双相障碍治疗。

精神分裂症和双相障碍存在共同的病因学和病理生理过程，两组疾病的关系可能并不符合疾病分类学的二分法。就临床而言，伴精神病性症状的双相障碍和精神分裂症在早期症状、临床表现及治疗等方面存在诸多相似之处，临床上应重视这两种疾病的鉴别和治疗。

参考文献

[1] CRADDOCK N,OWEN M J.The beginning of the end for the Kraepelinian[J]. Br J Psychiatry,2005,186:364-366.

[2] WOLFGANG M,ASTRID Z,MICHAEL W.Schizophrenia and bipolar disorder:differences and overlaps[J]. Curtopin Psychiatry,2006(19):165-170.

[3] SALFATORE P,BALDESSARINI R J,TOHEN M,et al. McLean-Harfard International First-Episode Project:two-year stability of DSM-IV diagnoses in 500 first-episode psychotic disorder patients[J]. J Clin Psychiatry,2009(70):(4)458.

[4] 谈成文,蔡伟,祖先勇,等.精神分裂症与心境障碍诊断变更的特征比较[J].临床精神医学杂志,2008,18:234-235.

[5] ROHRICHT F,MACKET A.Schizophrenia simplex,schizotypal disorder and compulsions,differential diagnostic consider

ationas[J]. Psychiatry Prax, 1998(25):44-46.
[6] KANE J M,DAFIS J M,SCHOOLER N,et al.A multidose study of haloperidol decanoate in the main tenance treatment of schizophrenia[J]. Am J Psychiatry,2002(159):554-560.
[7] KREYENBUH J,BUCHANAN R W,DICKERSON F B,et al. Schizophrenia patient outcomes research team(PORT): up-dated treatment recommendations [J]. Schizophrenia Bull,2010(36):94-103.
[8] 苏宗荣,金卫东,赵汉清.新型抗精神病药物在双相情感性疾病中的应用[J].医药导报,2001(20):486-487.
[9] SAJATOFIC M,BRESCN D W,PEREZ D E,et al. Quetiapine alone and added to a mood stabilizer for serious mood disorders[J]. J Clin Psychiatry, 2001(62):728-732.

何洪珍 著

(苏州大学附属广济医院 苏州市精神卫生中心 苏州市心理卫生中心临床精神科)

·科普·

心身疾病

李女士最近一年生活很痛苦，反反复复头晕，有时还有胸闷、心慌、腹部不适，苏州、上海、北京大大小小医院跑了十几家，头颅磁共振、血管造影、心电图、胃镜、肿瘤指标等检查全做了，就是查不出问题，医生给出的诊断也是五花八门：椎基底动脉供血不足、耳石症、颈性眩晕……但是无论按照何种方案治疗，效果都不明显，症状反而越来越重。

当李女士再一次忧心忡忡地带着一大摞检查单到苏州某医院神经内科就诊时，医生听了李女士的介绍后问道："你最近睡眠好吗？你最近有啥烦恼的事吗？"这一问，打开了李女士的话匣子，滔滔不绝地说道：这两年公司效益不好，销售压力非常大，再加上自己最近一年身体不好，所以非常苦恼，常常睡眠不好。医生听了李女士的介绍，对她说："你可能是心因性头晕，属于心身疾病的范畴。"

"心身疾病？"李女士非常迷茫，她从来没听过这个名字，赶紧问道："什么是心身疾病？什么是心因性头晕？好治疗吗？"医生给她做了一一解答。

一、什么是心身疾病

心身疾病是一类由心理-社会因素在疾病的发生和发展中起主导作用的躯体器质性疾病或躯体功能性疾病。通俗地说就是心情不好恶性循环导致的身体病变。我们的社会环境、日常生活琐碎和各种突发事件都会给我们的内心造成压力和冲突，而当这些压力得不到缓解的时候，我们的身体就会以生病的方式表示抗议。

二、什么是心因性头晕

心因性头晕也可称为慢性主观性头晕或精神性头晕，指患者心理上对自身运动或体位变化时所表现出的头晕或眩晕感，但实际上是一种错误性判断。时间多在3个月及以上，起病前或有疾病、情感诱因或受刺激，症状随情绪波动。主要为非旋转性的头晕或不稳感，少数为模糊的或非真性眩晕感，无眼震，眼动常不配合。心因性头晕患者并不少见，是头晕中第2个常见病因。在所有头晕患者中占20%左右。

心因性头晕有如下特征：① 头晕或眩晕几乎天天存在，呈持续性，可伴有惊恐发作，一般同时存在心慌、胸闷、气促等躯体化症状，站立不稳酷似良性阵发性位置性眩晕，注意力分散或活动时头晕不明显，休息时或闲时头晕明显；② 主观感觉障碍；③ 睡眠、消化常有问题；④ 焦虑内向人格，人多或公共场所表现明显，被家庭成员过分关注，精神状态被评估为中度焦虑或伴轻度抑郁。

三、心身疾病可以表现为各种各样的躯体症状

患者可能因为不同的躯体症状就诊于不同的科室，其中以神经内科、消化内科、心内科居多。这要求临床医生在诊断疾病时关注心身疾病相关知识。表1为心身疾病可能出现的各种躯体症状。

表1 心身疾病躯体症状表现分科表

专科	各种躯体症状
消化科	腹痛、胀气、腹泻、便秘
心内科	胸痛、心悸、晕厥
神经科	步态异常、头痛、眩晕、抽搐发作、感觉异常
风湿科	关节痛、疲劳、头痛性睡眠障碍
泌尿外科	尿频、尿急、性功能障碍
口腔科	面（神经）痛、头痛
五官科	咽异物感、呼吸困难、耳鸣
呼吸科	气促
妇科	骨盆痛、性交痛、痛经、尿痛、尿潴留
全科	疲劳、头痛、肌肉痛、注意力不集中

四、心身疾病如何治疗

如果发现自己可能患了心身疾病，一定要到医院就诊，全面地向医生介绍病情。医生一般会采取心理治疗和药物治疗相结合的措施。心理治疗可以让患者和医生一起探讨触发躯体疾病的内在心理因素，改变负性认知观念和消极行为，建立一种健康的生活方式；药物治疗可以帮助患者快速有效地缓解各类情绪问题和躯体不适，要想治愈或尽量减少心身疾病的复发，必须按照医嘱足疗程用药，而不能随便更改或停用药物，目前常用的药物主要有SSRI类、SNRI类及黛力新等。

根据李女士的情况，医生选用了SSRIs类药物及小剂量奥氮平治疗，3个月后李女士的头晕等不适症状完全消失，心情也非常地好，工作更有干劲，但医生仍建议李女士再继续服用半年左右的药物，这样可以达到彻底治愈疾病或尽可能减少疾病复发的目的。

五、如何预防心身疾病

第一，保持心理健康，受到刺激后，尽量与家人沟通、不要闷在心里。

第二，保持体育锻炼，身体好了，抵抗力增强，心身疾病也会减少。

第三，要有一些固定的兴趣爱好，这样可以转移注意力，有不愉快和压力时比较容易化解而不至于导致身体的不适。

赵中 著

[南京医科大学附属苏州医院（苏州市立医院）东区神经内科]

抑郁症防治问答

一、治疗抑郁症的药会把人吃傻吗？

虽然抗抑郁药可能会有一些副作用，如口干、头痛、恶心、失眠、过度镇静等，但一般程度轻微，多数情况只短期存在。迄今为止，抗抑郁药直接损伤大脑尚无科学依据，相反，有较多的科学实验表明某些抗抑郁药，尤其是新型抗抑郁药，可以有效消除抑郁症患者的大脑反应迟钝、思维迟缓、记忆力减退、注意力无法集中等脑功能减退症状，改善个体已经受损的认知功能，并促进神经细胞的再生。

值得注意的是，部分抑郁症状，尤其是老年期抑郁，可能是某些器质性疾病的前驱期、早期表现或伴随表现，随着病程延长，患者可能出现逐渐加重的明显的认知功能障碍，如记忆能力缺损等。如脑卒中后抑郁发生率可达 6%～79%；帕金森病患者有抑郁症状者可达 40%～50%；阿尔茨海默病（俗称"老年性痴呆"）患者中 10% 可出现重症抑郁的表现，超过 50% 可出现亚临床的抑郁发作症状。

二、治疗抑郁症吃药多久可以停？

因为抑郁症有较高的复发率，可高达 50%～85%，其中 50% 的患者在疾病发生后 2 年内复发。为防止病情波动、复发，目前抑郁症的药物治疗倡导全病程治疗。一般而言，分三个阶段：急性期治疗 8～12 周，巩固期治疗 4～9 月，维持期治疗一般倾向至少 2～3 年，多次发作（≥3 次）以及有明显残留症状者（如失眠、疲乏、多个躯体疼痛、注意力问题、缺乏兴趣或动机等）主张长期维持治疗。世界卫生组织（WHO）曾推荐仅发作一次、症状轻、间隙期长（≥5 年），可以不维持治疗。

需要强调的是，国内外治疗指南均指出，急性期治疗剂量作为巩固期、维持期剂量（不减量，除非特殊情况），能有效防止复发。

三、睡眠不好，压力大，是不是轻度抑郁症的表现？

不一定，其实"抑郁"和"焦虑"在一定程度上是"社会病"，社会竞争激烈、生活工作压力大等，都可能出现短暂的抑郁或焦虑情绪。睡眠不好可能是抑郁症、焦虑症的早期症状，也可能存在其他引起睡眠不好的问题。需要专业医师的诊断及评估，具体情况具体分析。

四、抑郁情绪应该通过哪些方式减缓？

首先需要评估抑郁情绪持续时间和严重程度有没有达到抑郁症的诊断标准，如果达到了抑郁症的诊断标准还是需要接受抗抑郁药物治疗。如果只是短暂的轻微的抑郁情绪，持续时间不长，且遇到高兴的事情仍然能够高兴得起来，则可以考虑情绪宣泄（如写出来、说出来等）、渐进式放松训练、瑜伽冥想、有氧运动等方式进行自我调适；也可寻求心理咨询。

如果既往已明确诊断抑郁症，治疗期间经常有波动，需要再次请专科医生评估病情，了解病情波动的影响因素，医患共同决策，制订一个规范化的治疗方案，遵医嘱，坚持规范化的药物与心理治疗。

五、小孩子会不会得抑郁症？

自从小弟弟出生以后，5 岁的大女儿变得非常敏感脆弱，动不动就哭，还变得内向，话也不多说，是不是抑郁症？除了家长多给予关心外，还需要什么特别的治疗吗？

与成人一样，小孩子也会患抑郁症，但是诊断需要慎重，且需要专科医生的专业评估。

就该例而言，对于5岁的大女儿来说，弟弟的出生确实会让她无所适从，产生"失落感""丧失感"，在这个阶段她需要照料者（如父母）更多地关注，比如说爸爸妈妈可以给她更多的关心，多在弟弟面前夸夸她，让她逐渐感觉到弟弟的到来并没有让自己失去父母的爱，而且弟弟的出生会带给她更多快乐。如果类似的行为并没有改善而且出现加重的趋势，还是建议到儿童精神科心理科门诊就诊、咨询。

六、精力减退、总对自己失望、无原因的情绪低落、晚上睡不着是抑郁症吗？

您讲的这些表现确实可能是抑郁症的一部分症状。

抑郁症常见的症状包括：兴趣丧失、无愉快感；精力减退或疲乏感；精神运动性迟滞或激越；自我评价过低、自责，或有内疚感；联想困难或自觉思考能力下降；反复出现想死的念头或有自杀、自伤行为；睡眠障碍，如失眠、早醒，或睡眠过多；食欲降低或体重明显减轻；性欲减退。其核心症状是：持久的与环境不相称的情绪低落、兴趣或愉快感丧失。此外，抑郁症尚有很多不典型的临床表现，如多部位肢体的疼痛不适、胃肠道症状、性功能障碍、疲劳乏力、肢体沉重、便秘等。

抑郁症的诊断需要满足症状标准（≥4条）、病程标准（≥2周）、严重程度标准（社会功能严重受损或自感痛苦）、排除标准（其他原因导致的抑郁表现）。

杜向东 著，茅晓风 审
（苏州大学附属广济医院 苏州市心理卫生中心 苏州市医学会）

总是治不好的胃病可能病不在胃

胃炎分类中较有名的胃病——慢性萎缩性胃炎，治疗它最有效的措施是灭菌（幽门螺杆菌）和定期复查胃镜。

为什么胃药都吃了，胃还是不舒服呢？是胃炎变得更严重了，还是癌变了呢？

不！并不一定是这样。就算胃从浅表胃炎变成了胃萎缩，也许还有了肠化等症，你也不会因此而感觉更不舒服。很多时候吃药无效，检查也没有其他大问题，其实是有一种"病"偷偷穿了胃炎的"外衣"，它们不叫胃炎，可能叫"心病"。

什么时候要考虑是"心病"呢？

如果是胃炎让胃不舒服，吃了胃药，多多少少都会好一点；如果是幽门螺杆菌让你的胃不舒服，杀了菌，也会好的；如果是其他地方的问题让胃不舒服了，做了检查一般都会发现。但是，如果这些检查都做了，这些药也都吃了，胃还是不好，而且你平时又想得多、睡不好、好生气……那么，真的要考虑是不是"心病"在作怪了。因为，胃是人类最大的情绪器官，是生活的晴雨表。只要生气、紧张、睡不好，第一个感觉到不舒服的就是胃了。不是经常说："气得胃痛，气饱了……"这些说的就是"心病"让胃不舒服了。

所以，不要胃镜做出了个胃炎，就什么都怪胃炎，如果不是变严重了，不是癌变了，很可能是"心病"犯的错。

"心病"怎么会让胃不舒服的？

大脑是人的司令部，它控制着全身的各个部位，当然少不了胃。大脑不仅控制着胃，而且还受到胃的影响，它们俩的关系可真是"心心相印"。所以，胃炎和"心病"的关系也是难分难解。

举个例子。

如果你刚刚生气了，大脑就会记录下来：某年某月某日某时某分，生了个气。紧接着，它就告诉了胃，"气"来了。胃接到消息后，把"气"接收下来，然后让自己变得"神经质"，容易抽筋（会绞痛、不舒服……），让自己变得"不想动"、运动变慢（你就会胀气、不觉得饿），让自己变得……总之，它一定要让你知道，发脾气伤身是不对的。

如果一边吃胃药，一边发脾气，它就不客气了，要去"告状"，告诉大脑，这个人"吃错药"了，还在生气。大脑就又记录下来，再影响胃。就这样，大脑—胃—大脑—胃……

只要你还在发脾气，这个循环就不会停止，胃会好吗？更严重的是，自己都搞不清楚自己生了什么病。

"心病"的确会让胃不舒服，科学家发现约20%的胃不舒服其实都是"心病"，即功能不好的一种缺陷，也许你自己没有发现有"心病"，如果找大夫聊一聊，就知道有没有了。"心病还须心药治，解铃还须系铃人"，你吃胃药怎么会好呢？应该要去找"心药"治。

如果胃镜做出来是胃炎，吃胃药没用，检查没其他问题，而胃就是好不了，其实不是胃炎的错，可能是"心病"。"心病"最容易让胃不舒服，错把"心病"当胃病，看清了这个事实，病已经好了一大半。剩下的一小半就是怎么去治，你需要做的，就是配合医生一起治好"心病"。

闵寒 著
[南京医科大学附属苏州医院（苏州市立医院）消化内科]

· 科普 ·

被心"伤"过的胃，拿什么来拯救你？

如果胃镜做出来是胃炎，胃药吃了没用，检查了没其他问题，而胃就是好不了，其实不是胃炎的错，可能是"心病"。如果除了胃不舒服，还有睡不好、注意力不集中、记忆力下降、全身痛、食欲下降、体重下降、对平时喜欢的事提不起兴趣，很可能是"心病"让胃不舒服了。懂了这一点，你已经好了一大半，那剩下的一小半怎么去治呢？让胃不舒服的"心病"，治好它有四大法宝！

一、哪些能吃，哪些不能吃

其实，没有什么东西是一定不能吃的，舒服、开心最重要。为了能够让胃舒服，吃得对和动得多是治好它的第一大法宝。

总结起来就是：少食多餐勿过饱，少油多蔬勿偏食，少静多动消化好。

什么时候你做得对呢？胃会告诉你。如果你吃了一些东西、做了一些事，它不舒服了，那你就做错了。再背一遍口诀对一对吧！

所以，既然这个心病会让胃不舒服，那么首先应该让胃"开心"起来，你对它好，它才会对你好。

二、有啥不舒服，就吃什么胃药

胃不舒服，胃药可"治标"。吃什么胃药，必须根据你不舒服的类型而定。

（1）烧心、胃痛为主：质子泵抑制剂（奥美拉唑、雷贝拉唑、埃索美拉唑镁等）；

（2）胃胀、吃一点就饱为主：促动力药（伊托必利、莫沙比利等）；

（3）胃胀、不想吃东西为主：消化酶（胰酶）和益生菌（双歧杆菌）；

（4）胆汁反流：铝碳酸镁。

让胃舒服了，你的心情才会好。但吃对胃药才是关键，不要一把一把地乱吃，毕竟这是药，不是饭。

三、心理疏导和行为治疗

既然是"心病"，那"治本"的一定是"心药"。最好的"心药"是什么？一定是那个"系铃人"了。找专业的医生（心理科医生、心身科医生、精神科医生、神经科医生）聊一聊，找到让你不开心的那个家伙。找到它了，我们再一起想办法"解开"它。办法一定比问题多。

四、选对"心药"和调节神经治疗

如果上面都做了，还是不行。那么，就需要吃药来打破这个恶性循环，清除大脑和胃的"负能量"。药物有很多，大家需要记住的是：

如果须吃药，就不要拒绝吃药，毕竟身体舒服最重要；

虽然有药吃，但也不能乱吃，要让专业的医生帮你；

如果有效果，不能随便停药，停药的后果非常严重。

选对药也是一门学问，每个药都有它的特点：黛力新，起效快；度洛西汀，止痛好；米氮平，增加食欲；舍曲林，引起腹泻；帕罗西汀，引起便秘；百忧解、西酞普兰……

既然这么复杂，就让专业的医生去帮你选，你需要做的，就是配合医生一起治好"心病"。

闵寒 著

[南京医科大学附属苏州医院（苏州市立医院）消化内科]

会说话的身体——肠易激综合征

"心病"除了会让胃不舒服，还会让身上的另一个地方不舒服，它就是肠道。

先做一个情景测试：同学们，再过 10 分钟开始考试。

小 A：肚子怎么有点疼，"咕噜咕噜"叫。老师，我要上厕所。（厕所里）噗——噗——哗啦啦！

小 A：终于舒服了，一身轻松，为什么我每次考试前都要肚子疼、拉肚子呢？

这就是"肠易激综合征"。

经常肚子疼，想上厕所，拉出来后肚子就不疼了；经常肚子疼，同时还有大便次数变多或变少；经常肚子疼，同时还有大便的样子变得不正常（很硬或像水一样）……

如果符合上面 2 条，并且这样已经超过半年，最近 3 个月每个星期都要发生。你的病找到原因了，就是肠易激综合征。

肠易激综合征是一种功能性疾病，不是肠子里面有了炎症、长了东西。

肠易激综合征分为 3 个不同类型：腹泻型、便秘型、混合型。便秘型更"喜欢"年轻女孩子，腹泻型更"喜欢"年轻小伙子。

肠易激综合征还有不同的病因，如感染后肠易激综合征。

肠易激综合征患病率约 1.5%。

所以，如果一紧张就肚子疼，一吃完就拉肚子，做了很多检查都找不出来原因，不用紧张，那是肠易激综合征在捣乱，它会让你肚子疼、拉肚子、便秘、肚子胀。

一、为什么肠子会抽筋、跑的速度不正常？

（1）肠子太敏感：有的人动不动就一把鼻涕一把泪，有的人动不动就火冒三丈。肠子也一样，外面一点点的变化（冷、热、辣、紧张），有的肠子就会反应过度，开始抽筋。如果肠子抽筋了，就会肚子疼；如果肠子跑得快，那就会拉肚子；如果肠子跑得慢，就会便秘。

（2）想得多、睡不好、好生气：你睡不好了，肠子也要休息的，它一罢工，你就便秘了；你一生气，肠子也一起发脾气，肠子一生气，肚子就疼了；胃肠道是人类最大的情绪器官。

（3）肠道炎症：肠道里面的炎症（细菌、病毒等）有时候也会引发肠易激综合征。所以，有时候拉肚子好了几天后又开始拉了，就是因为感染后肠易激综合征。

（4）吃得不当心：有些人一吃辣的、冷的就会肚子疼、拉肚子，也是这个原因。

还有很多其他原因，也会引起肠易激综合征。

肠易激综合征是一种功能性疾病，如果你最近越来越瘦、大便颜色发红，千万不要忘记去做大便隐血测试、肠镜或其他检查，排除下肠子里面是不是有器质性问题。

二、肠易激综合征最害怕六件事情

（1）吃得健康：肠易激综合征最喜欢乱吃、瞎吃、胡吃海喝的人，如果吃得非常健康，肠易激综合征还真就不愿意来了。

（2）适度饮食：做一个自律的人，不暴饮暴食，不吃得扶墙走出门，不吃过冷、过辣、过烫的食物。

（3）控制喝酒：大量喝酒是肠易激综合征最喜欢的，所以，如果你能注意不喝多，肠易激综合征不会愿意靠近你。

（4）少喝咖啡：咖啡里面的咖啡因会刺激肠道。茶中也含有咖啡因。

（5）低脂饮食：高脂肪的食物也会引起肠易激综合征，所以不想得肠易激综合征，就应少吃高脂食物。

（6）吃得小心：不吃"产气"的蔬菜、豆类，如萝卜、韭菜、洋葱、黄豆等；如是腹泻型就不吃使肚子痛、拉肚子的食物；如是便秘型就要少吃精细食物。

三、用药帮忙

虽然科学家还没有发现可以治愈肠易激综合征（腹泻型、便秘型、混合型）的药，但还是有一些药可以让肠道舒服起来。

（1）解痉药：让肠子不抽筋，肚子也就会不痛了，如匹维溴铵。

（2）益生菌：调节肠道的菌群，让有益菌多起来，赶走有害菌，肠道会舒服起来，如双歧杆菌。

（3）止泻药：让拉肚子的你离开马桶，如蒙脱石散。

（4）导泻药：让便秘的你畅快拉出来，如乳果糖。

（5）抗抑郁药：让不开心的你开心起来，肠子也会开心地笑出来，如黛力新、盐酸氟西汀、度洛西汀。

（6）中医药：有点用处，能让你舒服起来。

所以，除了吃得健康，有时候药也是必不可少的，吃什么药要听医生的意见，不要乱吃。

四、"佛系"生活

如果你是个"佛系"的人，生活中从来不生气、想得少、睡得着，肠易激综合征真的靠近不了你。

如果你吃得很小心，药也吃了不少，但身体就是不好，还总想着自己得了什么"绝症"，那就可能真的做不到"佛系"生活了。这时，你需要找心理医生、精神科医生聊聊，也许他们有办法。

闵寒　著

［南京医科大学附属苏州医院（苏州市立医院）消化内科］

为什么拉肚子总是治不好？吃抗生素有用吗？

听说有些小伙伴过得很艰难，坐在马桶上起不来，"哗啦啦哗啦啦"拉个不停。吃了药，怎么也不好，不知道自己得了什么怪病，一脸迷茫。

这其实是肠易激综合征的一个"好兄弟"在捣乱，他的名字叫"感染后肠易激综合征"。都知道肠易激综合征会让患者一吃完就拉肚子、一紧张就肚子疼，很多原因会导致肠易激综合征。而感染后肠易激综合征是个专情的"男人"，只喜欢"肠道感染"这个"姑娘"。

一、她走了，他还在！

只要"肠道感染"这个"姑娘"一来，就会让你肚子疼、拉肚子、肚子不舒服。但有个"男人"默默在身后守护她，他就是感染后肠易激综合征。等病毒、细菌、寄生虫这些"感染"都被消灭了，"肠道感染"这位"姑娘"不得不离开你们身体的时候，他还不愿离开，继续让你肚子疼、拉肚子、肚子不舒服。用他独特的方式痴情地等着他心爱的姑娘回来。科学家们发现，如果你得过肠道感染，你就有25%的机会得到他，半年后都不会走。

二、为什么感染没有了，还是拉不停呢？

（1）刺激神经：肠道感染可以刺激中枢神经和肠道神经，让肠子更容易"抽筋"，而且会让肠子养成习惯，不由自主地抽一下，让你感染没有了也会肚子疼，这其实就是感染后肠易激综合征。

（2）破坏屏障：肠子本来有一堵抵御外敌的屏障，感染可以削弱它的功能，吸收水分的能力下降，你就拉稀了。让你拉肚子的不是感染，而是他。

（3）影响免疫：感染可以攻击免疫系统，让一个叫"肥大细胞"的东西变多，这样肠子就变得敏感，非常怕疼，就会让你肚子不舒服。

（4）菌群紊乱：感染后会吃抗生素，抗生素会使肠道发生菌群紊乱，感染后肠易激综合征会在肠道感染离开后，继续让你拉肚子、肚子疼。

三、怎样才能止泻？

如果你继续"消炎"，那还真是雪上加霜，只会拉得更厉害，因为抗生素会让菌群紊乱加重，这是感染后肠易激综合征最喜欢的场景。感染后肠易激综合征最怕什么呢？

（1）解痉药：使肠子不抽筋，肠道也就不会痛了，如匹维溴铵。

（2）益生菌：调节肠道的菌群，让有益菌多起来，赶走有害菌，如双歧杆菌。

（3）止泻药：让拉肚子的你逃离马桶，如蒙脱石散。

吃对了药，你才能打败它，不再"哗啦哗啦"。千万不要乱吃抗生素。

闵寒 著
[南京医科大学附属苏州医院（苏州市立医院）消化内科]

孩子不上学，听听医生怎么说

我在日常工作中，经常遇到家长带着孩子来门诊咨询有关孩子不上学的问题。孩子不上学对于一个家庭来说是天塌下来的事情。无论家长怎么劝说，老师怎么指导，孩子就是不上学。家长焦虑万分，孩子却无动于衷。我们看到过很多有关家庭教育和孩子教育方面的文章，分析了很多孩子不上学的心理和家庭环境因素，但是很少从医学角度来讨论这方面的问题。作为医生，我们已经帮助大量的孩子重新走进了学校，许多孩子能正常学习，正常参加学校的活动和考试，成为佼佼者甚至在高考中金榜题名。所以孩子不上学，如果家长一筹莫展，应该找精神科医生看看。

由于统计方式、评估标准和资料来源不同，所以迄今为止我们并没有找到孩子不上学的准确发生率的数据资料。但就日常我们所遇到的咨询，确实感到孩子不上学给许多家庭造成了困扰，人数不少，问题很严重。

一、不愿上学还是不能上学

（一）不愿上学

不愿上学也称厌学，通常是指孩子自发拒绝上学或难以坚持在课堂学习的表现。

一般而言，孩子们是因为下面的一个或几个原因而出现厌学：① 避免引起恐惧、焦虑、抑郁和身体不适等负面情绪的学校相关事物和情境。② 逃避令人苦恼的社交和/或评价情境。③ 为了获得和博取学校外其他重要之人的注意。④ 为获得或追求学校外的实质利益。

前两种情况是负强化的结果，孩子们经常回避的学校相关社交情境包括和老师交流以及和容易表现言语、身体侵犯的同伴交往等。学校相关的评价情境最常见的是考试，另外还有运动会、在他人面前演讲、写作等。

后两种情况是正强化的作用，许多年龄较小的孩子不上学是为了迫使父母默许他们要求更多的身体亲近或关注。年龄较大的青少年往往通过拒绝上学获得一些实质性的利益，如在家看电视、玩游戏、上网聊天、和朋友一起参加社交活动等。对这些孩子而言，不上学远比上学快乐得多。

（二）不能上学

不愿上学通常涉及社会心理问题，不能上学可能有大脑神经方面的问题。

孩子上学需要具备的基本功能有：① 生活自理能力；② 人际交往能力；③ 学习理解能力；④ 情绪控制能力。

正常儿童随着年龄增长，上述能力会逐渐完善。但是神经系统的发育缺陷或大脑的一些疾病会导致这些社会功能的不足，最终无法上学。一个没有翅膀的小鸟是飞不起来的，有疾病和缺陷的孩子很难具有正常上学的能力。许多成年人的精神障碍在儿童的时候就有表现，这些有精神障碍的儿童是很难上学的。

常见的儿童精神障碍有神经发育障碍，如智力障碍、交流障碍、孤独症、注意缺陷多动障碍、特定学习障碍、运动障碍和抽动障碍等。此外，还有精神分裂症的早期、双向障碍、儿童抑郁障碍、破坏性情绪调适障碍、焦虑障碍、强迫及相关障碍、创伤后应激障碍、分离障碍、躯体症状及相关障碍、喂食进食障碍、排泄障碍、睡眠觉醒障碍、冲动控制及品行障碍、物质相关及成瘾障碍、神经认知障碍和儿童躯体虐待或性虐待问题等。许多患有精神障碍的孩子没有被识别，有些家长不愿意接受孩子患病的事实，导致病情进一步发展和迁延不愈，这些孩子很难正常上学。

二、早期干预和治疗

对不上学的孩子的管理和治疗，通常有强调自我管理训练的问题行为导向方式和强调包括药物治疗在内的神经脑科学导向方式。无论何种方式，早发现、早诊断、早干预和早治疗都是非常重要的。

其实，许多不上学的孩子在婴幼儿时期就和常人不一样，例如儿童孤独症，到出生 24 个月就已经进入长期稳定阶段。所以，今天我们提倡婴儿期就进行筛查，早期进行干预。干预的方式很多，但一些冗杂昂贵的方法不一定对孩子有帮助，主要的方法还是管理和训练。医生提出干预方法，由教育部门和家长参与进行。如果早期不训练，孩子有可能终身都不能正常上学，无法和他人交往。最近发现有针对神经元所发展出来的干细胞，不但安全性良好，对于某些儿童的治疗也具有良好的效果，如儿童在经过干细胞的治疗后，可以明显改善人际关系，以及与家人之间的互动。这是用脑科学和医学的方式来改变患者，在这个高端技术还没有普及的时候，家长应该让孩子坚持训练，积极等待。

三、对不上学的孩子早期应该进行评估

较好的策略为功能分析。① 首先通过基于系统临床观察的访谈，结合相关的评测量表，获得关于各种问题的信息，从而初步确定厌学的孩子所面临的各种困难。② 如果可能，直接对孩子和家庭早晨的活动进行行为观察也是评估阶段了解信息的重要方法。③ 一旦对厌学情况有了比较清晰的认识，就可以开始着手查明其维持因素。这主要分为描述性功能分析和实验性功能分析两部分工作。此阶段可以借助拒绝上学行为评估量表（修订版）（School Refusal Assessment Scale-Revised, SRAS-R）来更加全面且有条理地完成。

如果孩子是为了避免引发负面情绪的学校刺激而拒绝上学，治疗程序主要包括心理教育、身体控制练习、逐步暴露于学校环境以及自我强化，帮助孩子减少上学时不愉快的生理症状，学会应对不适情境的方法，从而更容易重返校园。

如果孩子厌学是为了逃避令人苦恼的社交和/或评价情境，则需要通过心理教育、角色扮演、现场暴露联系和认知重建，帮助孩子形成从他人处请求积极反馈的社交技巧，降低干扰上学的社交焦虑，改变阻碍其上学的负面思维模式。

针对孩子为了获得他人关注而拒绝上学的情况，心理治疗最核心的工作是对父母进行突发性事件管理训练，教会父母应对孩子不服从命令的方法，转变父母的注意力，使之朝向积极行为，促进父母对发生在家里的事件能更好地掌控。

如果孩子表现出厌学是为了追求实质利益，那么制定和实施家庭突发性事件协议，对是否上学明确奖惩，能够提供解决问题的方法，减少家庭冲突。

找有经验、有能力的精神科医生进行精神科的疾病早期诊断或排除十分必要。精神科通常根据症状学标准、严重程度标准、病程标准和排除标准进行诊断。诊断靠网络的文字是无法进行的，必须带孩子到医生那里去面诊。如果存在抑郁、焦虑、冲动、对立违抗和注意缺陷等症状，同时符合相应的诊断标准，大多数患者是可以得到有效治疗的。对于中等程度以上的精神障碍，药物治疗必不可少。有学者提出，对首发轻度精神障碍的儿童也可以使用药物早期干预，不过这方面在业内还是有争议的。

青少年时期常见的精神障碍会影响孩子的学习成绩和自信心，如果老师、同学由于不理解、不容纳导致应对不当，孩子会加重自卑和对立，也就更加不肯上学了。对儿童精神障碍的漏诊和误诊，有可能会为其带来终身的问题。应该说大多数家长、老师甚至心理咨询师对精神疾病的诊断和评估方面还是缺乏专业能力的。

有些孩子已经患有精神障碍，如果得到正确的诊断和治疗通常可以改善，许多孩子可以正常上学。但是，如果未能识别而单用教育或指导的方式，可能一事无成，还会延误病情。

对于那些厌学问题特别严重的孩子，常规的心理治疗可能不太适合。这些孩子大多数可能有以下情况：① 有非常强烈的负面情绪，以致任何返回学校的方法都不可能实施。② 有严重的冲动行

为，和（或）不上学已经超过1年。

在应对这些情况时，可能需要医生、家长和孩子共同努力，建立治疗同盟，这个时候的管理重点已经不是上学，而是考虑怎么样把疾病治疗好。

面对极端焦虑的孩子，可以使用药物治疗来控制焦虑症状，并减轻暴露于学校环境所带来的紧张感。对有严重冲动行为的孩子，可以先采取住院治疗的方式来控制爆发性行为。

根据具体情况，采取有效措施，让孩子更好地成长，高高兴兴上学。

吴正言 著，梅其一 审

（苏州大学附属广济医院 苏州市精神卫生中心 苏州市心理卫生中心临床精神科）

从暗服药冲突谈起——说说精神分裂症的治疗手段

某患者今年 25 岁，小学时品学兼优，未见异常，但初三开始无明显原因下学习成绩明显下降。他称听到有人在背后议论自己；自语自笑、对空谩骂；认为同学发明了一种射线，可以射到他脑子里控制自己；不肯上学，不愿与人交往；说话东拉西扯，语无伦次。

16 岁时其入住精神专科医院，诊断为精神分裂症，用利培酮治疗效果好，但是出院后就自行停药。他反复威胁父母，声称如果父母再让他服药自己就会采取行动，要么去自杀，要么和父母同归于尽。9 年来病情反复发作，先后辗转 7 次住院。每次其住院时使用利培酮、奥氮平等抗精神病药效果都不错，但出院后不久就停药而致发病，病情逐渐加重；言行紊乱，趴在地上说有人控制自己，"五体投地"可以"接地气"从而反控制；动辄发怒，冲动毁物；时常动手打骂父母，还无缘无故砸了别人的汽车。患者的家属对其管理困难，无奈之下只好每天在患者食物中悄悄加半片奥氮平，开始时能够减少患者的冲动行为。由于怕患者发现，剂量不敢加大，患者的病情时好时坏。一次放药时被患者发现，患者认为父母长期给自己放毒，阴谋杀害自己，遂思考得出与其被杀不如杀人的想法，在其挥刀行凶时被邻居及时发现并阻止，避免了一场惨案。

以上病案反映的并非个别现象，精神分裂症患者发病时缺乏自制力，通常不肯自行服药，家属管理困难。那么我们有没有安全有效、患者愿意接受的治疗手段呢？回答是肯定的，目前比较好的方法是建立医患治疗联盟和长效针剂临床使用。

一、暗服药是下下策

有些家属在无奈的情况下，选择了给自己的家人偷偷服用抗精神病药的方法。其实，暗服药非常危险，短期部分有效，长期风险极大，违反伦理并得不到法律支持。暗服药的行为，在医学伦理及法律层面来讲，是不被允许的，属于违法行为。《联合国保护精神病患者和改善精神保健的原则》（1991 年联合国大会 46/119 号决议）中明确指出，未经患者知情同意，不得对其实施任何治疗。《中华人民共和国精神卫生法》第三十条规定，精神障碍患者的住院治疗实施自愿原则。法律上没有规定患者的监护人具备对患者实施非自愿治疗的权利。

虽然暗服药没有法律上的支持，但是从家属角度来讲，暗服药能够短期维持患者病情稳定。暗服药一般都是放在患者的食物或饮料中，很难保证投放的药物被全部服下。一些药物经过高温加热，药效会减弱或丧失，不能保证有效治疗。从长期来看，没有患者自己参与的治疗手段效果都不会太好，而且隐藏极大风险。暗服药增加了家属的精神负担，每天都沉浸在如何"放药"且不被发现的精神压力下。一旦患者发现了被"下药"，会增加其对家人的仇恨及不信任，严重者甚至可能会造成家庭的悲剧。

二、建立治疗联盟，医患共同决策是有效治疗理念和治疗手段

我治疗的一位精神分裂症患者曾经描述自己的亲身经历。有一次他乘公交车来医院门诊，前一班车给老人让座了，后一班车却跟老人吵了起来，坚决不肯让座。原因是边上有个大妈说："你年纪轻轻的，为什么不给老人让座？"结果他就生气了，坚决不让，还跟老人吵了起来。从这件简单的事情上，我们可以看出。如果患者感觉到被逼迫着做某件事，这件事就不大能够做好。服药行为也不例外，如果患者不愿意就很难坚持服药，通常不服药就会复发。所以我们应该设想一下怎样让

患者自己愿意取药。实践证明，做好医患沟通，建立治疗联盟有助于患者接受治疗。

医疗的本源是对患者的关怀，要关心患者的意愿，让患者参与到自己的医疗决策中来。2014年，欧洲精神分裂症治疗指南提出，与患者共同制订治疗和护理决策可以改善医生和患者的沟通。而且其明确指出，抗精神病药的选择，必须由患者和医生共同决定。在患者同意的情况下，还需要考虑其家属的观点。

调查发现，大部分精神分裂症患者有能力参与共同决策。如果治疗方案单独由医生来决定，患者的接受度只有26.5%。如果患者共同参与决定，接受度能达到73.5%，治疗的结局会比较好。

医生和家属要做到以下7个方面：

（1）了解患者的观点，体会患者的情感，和患者共情，让患者感受到我们的目的是相同的，不是对立的。

（2）让患者在决策过程中担当角色，让患者为自己的疾病康复负起责任。

（3）了解患者的生活和治疗目的，激发患者康复的愿望。

（4）医生要提供经过评估、有循证证据的治疗方案。暗服药显然是不可以选择的方案。

（5）确认患者对治疗方案的理解，如果不理解，医生和家属要做更多的工作。

（6）了解患者对治疗方案的倾向和偏好，和患者共同讨论

（7）达成共识，在达成共识的基础上进行治疗效果会好很多。

如果我们能够在治疗过程当中考虑患者的权益，让患者参与治疗决策，就不会选择暗服药的方法，可以提供更好的治疗方法。

三、长效针剂的临床使用

长效针剂是治疗精神分裂症的有效手段。在预防复发方面比口服药物更有优势。特别是对不愿意服药、依从性比较差的患者，长效针剂的优势尤为明显。类似薛老师儿子这样的患者完全可以尝试用长效针剂来治疗。

我们要相信精神分裂症大多数是能够治好的。现有的抗精神病药对50%~80%的精神分裂症患者的阳性症状有明显的疗效。和诸如高血压、糖尿病等许多慢性疾病一样，要求对精神分裂症一次性彻底治好，一辈子不再复发的想法是不现实的。长期使用抗精神病药是让患者康复并回归社会的必要手段。如果符合适应证，长期使用药物的最佳方式是使用长效针剂。

出院后的精神分裂症患者如果用片剂治疗需要每日1次或每日2次服药。患者经常会忘记服药或怕别人看到而漏服药，甚至根本就不愿意服药。许多患者会擅自减少药量或自行停药，这是导致精神分裂症患者病情复发和生活质量降低的原因之一。理想的抗精神分裂症的药物应该是高效、安全、方便、稳定的。长效针剂比较符合上述标准。

棕榈酸帕利哌酮是每月注射一次的新型长效针剂，注射后短期内即可控制急性期症状，通常第4 d可以达到有效血浓度，第8 d症状改善。药物在体内缓慢释放从而降低药物不良反应的发生。每月注射一次可明显减少用药次数，显著提高了患者治疗的依从性。临床实践证明，要动员患者每日服药，工作量非常大，家属很难做得到，患者也会很反感，不过每月动员一次，大多数患者都是能够接受的。而且每月一次和医生的交流，本身就是治疗联盟建设的重要一环。

棕榈酸帕利哌酮在体内缓慢释放，药物浓度始终保持平稳，避免了口服药导致的血药浓度忽高忽低的现象，疗效持久。

长效针剂的使用还能有效保护患者的隐私，增强患者战胜疾病的信心。定期去医院注射，同时也能起到定期复诊的目的，可以大大减轻家长的压力，有助于医护人员和家长一起及时发现早期征兆，及时进行专业处理。国内外的精神分裂症治疗指南也提出：对于因不能坚持服药而导致经常复

发的患者，更好的方法是接受长效针剂治疗。长效针剂能够快速控制症状，预防复发，帮助患者回归社会。

本文报告的薛老师儿子经长效针剂治疗以后，已经两年多没有复发，目前已经能够正常上班。由于患者病情缓解自知力恢复，经过医生的帮助和指导，患者对家属的怀疑也已经消除。

暗服药不可取，建立医患治疗联盟和长效针剂临床使用是治疗精神分裂症的良好手段。

梅其一　著

（苏州市心理卫生中心　苏州市广济医院临床精神科）